von Hippel-Lindau (VHL)

Eine patientenorientierte Krankheitsbeschreibung

- 3. aktualisierte Ausgabe -

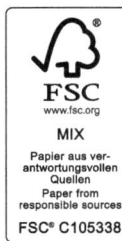

Impressum:

Herausgeber:	Verein VHL (von Hippel-Lindau) betroffener Familien e.V. (http://www.hippel-lindau.de)
Illustrationen: Realisierung:	Designlizard Andrea Mangold Stephan Bender (https://ben.design)
Herstellung und Verlag:	BoD – Books on Demand, Norderstedt (http://www.bod.de)
ISBN:	9783756211869
Bezug über:	Verein VHL (von Hippel-Lindau) betroffener Familien e.V.

Gedruckt auf chlorfrei gebleichtem Papier.

München / Singen im Februar 2022.

Inhaltsverzeichnis:

Verein VHL (von Hippel-Lindau) betroffener Familien e.V.

München und Singen im April 2022

Liebe Leserin, lieber Leser,

schön, dass Sie sich die Zeit für „von Hippel-Lindau (VHL) - Eine patientenorientierte Krankheitsbeschreibung" nehmen! Wir hoffen, dass Sie diese Lektüre bereichert.

Die vorliegende Publikation ist eine Aktualisierung und Weiterentwicklung der patientenorientierten Krankheitsbeschreibung aus dem Jahr 2016 und verfolgt zwei Ziele:

- Zum einen soll sie Betroffene und ihre Angehörigen umfassend über die VHL-Erkrankung informieren, daher waren alle Autor:innen sehr bemüht, die Beiträge in laiengerechter Sprache zu formulieren. Dies ist jedoch aufgrund der Komplexität mancher Themen nur bedingt möglich.

- Daneben soll die Krankheitsbeschreibung aber auch Mediziner:innen als Informationsquelle dienen. Aus diesem Grund wurden Abbildungen typischer Befunde zur Veranschaulichung in die Beiträge über die betroffenen Organe eingefügt und am Ende des Buches finden sich weiterführende Literaturhinweise.

Eine Überarbeitung der patientenorientierten Krankheitsbeschreibung mit dem Wissensstand von 2016 erschien uns notwendig, da die letzten Jahre neue Erkenntnisse sowohl für die Diagnostik als auch die Therapie der VHL-Erkrankung gebracht haben. Die nun vorliegende Krankheitsbeschreibung gibt den Wissensstand von Ende 2021 wieder.

Abschließend danken wir allen Autor:innen ganz herzlich dafür, dass sie sich nicht nur die Zeit genommen haben, ihren Artikel zu erstellen, sondern darüber hinaus auch bereit waren, sich der Diskussion mit dem Vorstand der Selbsthilforganisation zu stellen, um einen aktuellen und verständlichen Artikel zu erarbeiten, der die Erfahrungen der Betroffenen integriert. Nur durch das ehrenamtliche Engagement der Autor:innen konnte diese Krankheitsbeschreibung realisiert werden.

Dagmar Rath
Vorsitzende

Prof. Dr. Sven Gläsker
Mitglied des Wissenschaftlichen Beirats

Der Druck und die Verbreitung des vorliegenden Buchs wurde durch die Selbsthilfeförderung nach § 20 h SGB V der BARMER GEK ermöglicht.

BARMER

Verein VHL (von Hippel-Lindau) betroffener Familien e.V.
Dagmar Rath • Cincinnatistraße 59 • 81549 München ☎ Telefon: 0800-2281200
Email: info@hippel-lindau.de • Internet: www.hippel-lindau.de
IBAN: DE24 2664 0049 0579 9788 00
Vereinsregister-Nr.: VR 120590 beim Amtsgericht Osnabrück

Teil 1: Krankheitsbeschreibung

1. Übersicht über die Erkrankung

Prof. Dr. Gläsker, Singen

1.1 Zusammenfassung

Die von Hippel-Lindau (VHL) Krankheit ist eine erbliche Tumorerkrankung. Sie wird durch Keimbahnmutationen des VHL-Gens verursacht, also durch Veränderungen, die in den männlichen und weiblichen Keimzellen auftreten. Diese werden zumeist von den Eltern vererbt, können aber seltener auch spontan auftreten, also ohne erkennbaren Auslöser. Durch den Gendefekt kommt es zum Wachstum von gefäßreichen Tumoren, die in der Netzhaut des Auges, im Zentralnervensystem (Kleinhirn, Hirnstamm, Rückenmark und Innenohr), den Nieren, Nebennieren, in der Bauchspeicheldrüse und den Nebenhoden bzw. den breiten Mutterbändern vorkommen können (Abbildung 1). Typisch für die VHL-Erkrankung ist das Auftreten von mehreren dieser Tumoren, die wiederum selbst wiederholt (multipel) und beidseitig (bilateral) auftreten können. Die Diagnose wird anhand von klinischen Kriterien und einer genetischen Untersuchung gestellt. Hiernach sind regelmäßige Kontrolluntersuchungen an einem spezialisierten Zentrum von großer Wichtigkeit, um medizinische Komplikationen durch das Tumorwachstum frühzeitig zu erkennen und nach Möglichkeit zu verhindern.

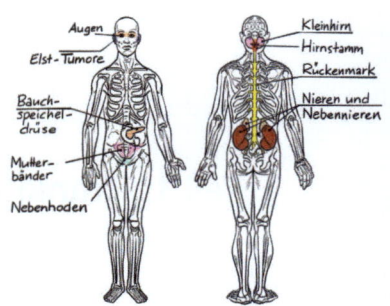

Abbildung 1: Die häufigsten Manifestationen der VHL-Erkrankung. Die Betroffenen entwickeln spezifische Tumoren in bestimmten Organen.

1.2 Grundlagen

Die VHL-Krankheit ist eine genetische Erkrankung und wird durch die Keimbahnmutation einer (von zwei) Kopien des VHL-Tumorsuppressorgens verursacht. Das bedeutet, dass die genetische Veränderung bereits in der Keimzelle vorhanden ist, aus der alle anderen Zellen entstehen. Wenn in einer Zelle dann die zweite Kopie des VHL-Gens mutiert, kommt es zum Funktionsverlust des VHL-Proteins in der Zelle. Dadurch ergeben sich vielerlei Konsequenzen für die betroffene Zelle. Wesentlich ist unter anderem, dass die Zelle den Sauerstoffgehalt nicht mehr "wahrnehmen" kann und dauerhaft die Hypoxie- ("Erstickungs-") Kaskade aktiviert. Entsprechend fordert die Zelle vom umliegenden Gewebe Blutbildung und Gefäßwachstum ein, wodurch sich die starke Durchblutung aller VHL-Tumoren erklären lässt. Für die Entschlüsselung der Rolle des VHL-Proteins bei der Wahrnehmung und Regulierung des Sauerstoffgehalts wurden 2019 die VHL-Forscher William Kaelin, Sir Peter Ratcliffe und Gregg Semenza mit dem Nobelpreis für Medizin ausgezeichnet. Neben diesem Mechanismus hat der Verlust der VHL-Funktion aber viele weitere Effekte und Konsequenzen im menschlichen Gewebe.

Der VHL-Defekt kann zur Entstehung von Tumoren bei den Betroffenen führen. Viel häufiger und charakteristischer finden sich aber klinisch unauffällige mikroskopische Ansammlungen embryonaler Zellnester in den VHL-betroffenen Organen. Dies hat der Autor gemeinsam mit Amerikanischen Kollegen erforscht. Vermutlich sind dies die Vorläufer der VHL-Tumoren. Die Mechanismen, wie aus diesen mikroskopischen Zellnestern Tumoren entstehen, sind bislang ungeklärt.

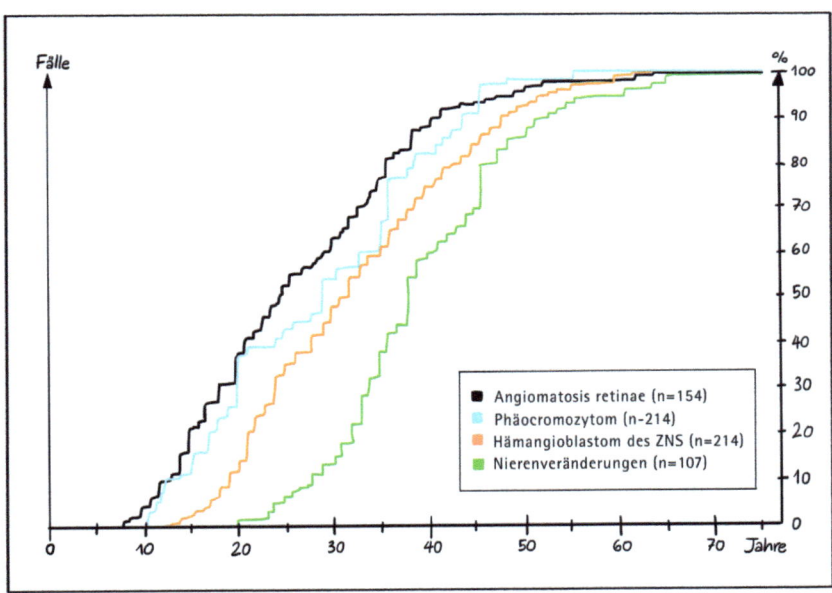

Abbildung 2:
Altersverteilung der Veränderungen von Augen (Angiomatosis retinae), ZNS, Nieren und Nebennieren (Phäochromozytome) bei 337 Patienten mit von Hippel-Lindau-Erkrankung. Die Kurven stellen eine sog. kumulierte Altersverteilung dar. Man kann entnehmen, mit welcher Wahrscheinlichkeit (Prozent) bei einem bestimmten Alter Veränderungen gesehen wurden.

1.3 Häufigkeit

Ungefähr jeder 36.000ste Mensch hat eine VHL-Erbanlage und ist somit von der Er-

krankung betroffen. Durch die Seltenheit, die vielgestaltige Erscheinungsform und das variierende Alter der Betroffenen beim ersten Auftreten der Erkrankung kann es mitunter sehr schwierig sein, die richtige Diagnose zu stellen.

Die VHL-Erkrankung tritt typischerweise in Familien gehäuft auf. Sie folgt dabei einem so genannten autosomal-dominanten Erbgang. Das bedeutet, dass beide Geschlechter betroffen sein können und keine Generation übersprungen wird. Die Wahrscheinlichkeit der Weitervererbung an ein Kind liegt bei 50 %. Die Erkrankung tritt in der Regel bei den Betroffenen auch klinisch in Erscheinung. Die Ausprägung ist jedoch sehr unterschiedlich. Schon bei Geburt lässt sich die Mutation nachweisen. Tumoren treten aber erst mit zunehmendem Alter auf und haben in der Regel frühestens ab dem 6. Lebensjahr Bedeutung. Die meisten Tumoren verursachen zwischen dem 15. und 35. Lebensjahr Krankheitszeichen (Symptome). Die Ausprägung der Erkrankung ist bei Frauen und bei Männern ohne klinisch relevanten Unterschied. Die Altersverteilung wird durch Abbildung 2 weiter verdeutlicht. Bedeutsam ist, dass es von Familie zu Familie erhebliche Unterschiede bei den betroffenen Organen und im Alter bei Auftreten der Veränderungen gibt. Auch innerhalb einer Familie können diese erheblichen Unterschiede auftreten. Tabelle 1 zeigt eine mittlere Häufigkeitsverteilung Betroffener.

Organ	Organ	Organ
Auge	Retinale Hämangioblastome	15-73 %
Großhirn	Hämangioblastome	1-7 %
Kleinhirn	Hämangioblastome	35-79 %
Hirnstamm	Hämangioblastome	4-22 %
Rückenmark	Hämangioblastome	7-53 %
Niere	Nierenzellkarzinom	5-86 %
	Nierenzysten	10-89 %
Nebennieren/Paraganglien	Phäochromozytome	0-32 %
Pankreas	Zysten	15-35 %
	Neuroendokrine Tumore	1-17 %
Innenohr	Tumoren des Endolymphsackes	3-16 %
Nebenhoden/Breite Mutterbänder	Zystadenome	3-32 %

Tabelle 1
Häufigkeitsverteilung der Manifestationen. Man erkennt, dass es große Schwankungen gibt, die durch die unterschiedlichen untersuchten Populationen der Studien und letztlich der individuellen Ausprägung der VHL-Erkrankung resultieren. Die gezeigten Daten wurden einer publizierten Zusammenfassung aller Studien der Dänischen Koordinationsgruppe für VHL entnommen.

Die Häufigkeitsverteilung berücksichtigt nicht die Zahl, die Größe und die Lokalisation der Tumoren. Hiervon hängt jedoch die Schwere der Erkrankung ab. Auch hierbei besteht eine große Variabilität. Die VHL-Erkrankung kann somit als harmlose Anomalie und auch als lebensbedrohende Erkrankung mit allen Zwischenstufen auftreten. Hierbei spielen aber auch Behandlungsfolgen eine Rolle. Ein allgemeiner Gradmesser zur zusammenfassenden Beurteilung der Schwere der Erkrankung, in der alle einzelnen Veränderungen (Manifestationen) eingehen, existiert allerdings nicht. Neben der punktuellen Beurteilung stellt die dynamische Entwicklung, d.h. die Aktivität der Erkrankung mit der Beurteilung von Tumorwachstum und Neuentstehung von Tumoren einen weiteren Aspekt der Schwere der Erkrankung dar. Bedauerlicherweise sind Voraussagen hierzu schwer möglich. Ein Marker, anhand dessen Konzentration im Blut sich die Schwere der VHL-Erkrankung erkennen ließe, existiert bislang nicht.

1.4 Symptome

Es gibt keine Symptome, die für die von Hippel-Lindau-Erkrankung insgesamt typisch sind. Sie hängen ausschließlich davon ab, welche Organe wie stark betroffen sind. Im Vordergrund stehen meist Symptome durch den Befall des Zentralen Nervensystems, der Augen und der Nebennieren. Die anderen VHL-Tumoren verursachen in der Regel keine Krankheitszeichen. Einzelheiten zu den Symptomen der verschiedenen Tumoren werden in den jeweiligen Kapiteln der betroffenen Organe besprochen.

1.5 Diagnostik

Oft wird erst im Laufe einer Krankengeschichte klar, dass es sich überhaupt um eine VHL-Erkrankung handeln könnte. Deshalb sollen hier nachfolgend die wichtigsten Diagnosekriterien beschrieben werden. Die Diagnose von Hippel-Lindau-Erkrankung wird anhand klinischer Kriterien, d.h. den Tumormanifestationen und der Familienbefunde gestellt. Alternativ oder ergänzend ist bei begründetem Verdacht oder einer Familienzugehörigkeit zu VHL-Betroffenen eine molekulargenetische Untersuchung möglich. Heute lassen sich folgende Konstellationen als Minimalkriterien unabhängig voneinander formulieren:

Diagnosekriterien

1.) Eine betroffene Person mit
1.1. einem Angiom der Netzhaut oder einem Hämangioblastom des ZNS plus
1.2. einem weiteren Tumor im Auge oder dem ZNS, einem Tumor der Nieren, Nebennieren, Bauchspeicheldrüse, Innenohr, Nebenhoden/ breite Mutterbänder. Anstatt dem 2. Tumor können Bauchspeicheldrüsenzysten stehen.
2.) Zwei Blutsverwandte, von denen eine:r ein retinales Angiom oder ein Hämangioblastom des ZNS aufweist und die zweite Person ein Kriterium entsprechend 1.2. zeigt.
3.) Eine betroffene Person mit einem Kriterium entsprechend 1.2. und einer VHL-Mutation.
4.) Ein Mitglied einer VHL-Familie mit nachgewiesener Mutation, wie sie in dieser Familie bekannt ist.

Traditionell unterscheidet man verschiedene Typen der VHL-Erkrankung, je nach Vorkommen von Phäochromozytomen. Während früher das Vorkommen oder Fehlen von Phäochromozytomen das Unterscheidungskriterium war, ist dieses harte Ausschlusskriterium inzwischen in „dominierendes Vorkommen" bzw. „weitestgehendes Fehlen" von Phäochromozytomen geändert worden.

• Typ 1: VHL (Familien) mit weitestgehendem Fehlen von Phäochromozytomen
• Typ 2: VHL (Familien) mit dominierendem Vorkommen von Phäochromozytomen
• Typ 2A: VHL (Familien) wie Typ 2 mit weitestgehendem Fehlen von Nierenkarzinomen
• Typ 2B: VHL (Familien) wie Typ 2 mit häufigem Auftreten von Nierenkarzinomen
• Typ 2C: VHL (Familien) mit dominierendem Auftreten von Phäochromozytomen, aber Fehlen aller anderen Organmanifestationen

Diese verschiedenen klinischen Typen der Erkrankung werden Phänotypen genannt und korrelieren mit den Genotypen, also den verschiedenen Mutationen. Bislang ergibt sich daraus aber noch kein mutationsspezifisches Vorsorgeprogramm, auch Screening genannt. Jedoch gibt es standardisierte Empfehlungen zur Durchführung der Kontrolluntersuchungen bei VHL-Betroffenen, um die verschiedenen Tumoren rechtzeitig behandeln zu können bevor unumkehrbare Defizite oder Metastasierungen auftreten. Diese Empfehlungen sind im Kapitel "Kontrolluntersuchungen" genau beschrieben. Hierbei spielen MRT-Untersuchungen die wesentliche Rolle, die inzwischen in einigen Zentren als Ganzkörper-MRT durchgeführt werden.

1.6 Therapie und Prognose

Die Therapie der VHL-Erkrankung richtet sich danach, welche Organe betroffen sind. Die Therapiemöglichkeiten sind im ständigen Wandel und folgen dem Fortschritt der Medizin. Für die Behandlung von Tumoren können grundsätzlich drei Verfahren zum Einsatz kommen: Operation, Chemotherapie und Bestrahlungen (einschließlich Laser) sowie Kombinationen aus diesen Therapien. Da die meisten VHL-Tumoren gutartig sind, spielt die Chirurgie eine wesentliche Rolle. Die entscheidenden Neuentwicklungen spielen sich auf dem Gebiet der Chemotherapien ab und sind auch dort in Zukunft zu erwarten.

Das immer genauere Verständnis der molekularen Grundlagen des Tumorwachstums allgemein und speziell bei VHL-Tumoren ermöglicht die Entwicklung immer zielgenauerer Medikamente. Dadurch können Tumoren immer besser und mit weniger Nebenwirkungen behandelt werden. So wurden sehr gute Erfolge bei allen VHL-Tumoren mit dem neu entwickelten HIF2a-Inhibitor Belzutifan erreicht. Bei den mit dieser Substanz behandelten VHL-Betroffenen kam es zur Stagnation und auch zum Rückgang von VHL-Tumoren in den verschiedenen betroffenen Organen einschließlich des ZNS. Damit wurde nun erstmals auch eine wirksame Substanz gegen Hämangioblastome entdeckt. Das Medikament ist in den USA zugelassen und die Firma wartet nun auf die Zulassung für den Europäischen Markt.

Die Prognose der VHL-Erkrankung bezüglich Lebensalter und Lebensqualität hängt wesentlich von den auftretenden Läsionen ab. Vor Einführung des Screening-Programmes verstarben einige VHL-Betroffene frühzeitig an zystischen Kleinhirntumoren und metastasierten Nierenzellkarzinomen. Seitdem die meisten VHL-Betroffenen in Screening-Programmen sind, kommen solche Verläufe selten vor. Das zeigt die Wichtigkeit der Kontrolluntersuchungen.

der einzelnen Organe hingegen ist individuell extrem unterschiedlich und hängt von Anzahl und Lokalisation der Tumoren und den notwendigen Behandlungen ab. Die kontinuierliche Weiterentwicklung der Behandlungsmöglichkeiten der modernen Medizin und aktuell insbesondere der Chemotherapien lässt hier auf weitere Prognoseverbesserungen hoffen.

Nach wie vor können Funktionsstörungen der betroffenen Organe durch die Tumoren oder als Folge der Behandlungen auftreten. Hierdurch kann die Lebensqualität eingeschränkt werden. Solche Funktionsstörungen hängen wesentlich von der Anzahl und Lokalisation der VHL-Tumoren ab. Während beispielsweise mehrfache Hämangioblastom-Operationen am Kleinhirn meist gut verkraftet werden, können dieselben Operationen am Rückenmark zu Summationseffekten führen und neurologische Defizite wie Gangstörung oder Lähmungserscheinungen verursachen. Nierentumoren und mehrfache Operationen können Funktionsstörungen der Niere verursachen. Durch die moderne organerhaltende und gewebesparende Chirurgie ist aber die Dialysepflichtigkeit eine Seltenheit. Netzhautablösungen mit Sehstörungen können durch eine rechtzeitige Laserkoagulation der Netzhaut-Hämangioblastome meist vermieden werden.

Zusammenfassend lässt sich also sagen, dass die Prognose "quoad vitam", also auf das Überleben bezogen, günstig ist, sofern die Betroffenen konsequent die Kontrolluntersuchungen und vorsorglichen Behandlungen durchführen. Die Prognose bezüglich der Funktionalität

2. Augenveränderungen – Retinale Hämangioblastome

Prof. Dr. Agostini, Freiburg und Prof. Dr. Dr.h.c. N.E. Bechrakis (FEBO), Essen

2.1 Zusammenfassung

Retinale Hämangioblastome (oder auch Angiomatosis retinae genannt) sind gutartige Gefäßtumoren der Netzhaut. Diese bilden häufig die erste klinische Erscheinung der VHL-Erkrankung und treten bei der Mehrzahl der Betroffenen im Laufe des Lebens auf. Da kapilläre retinale Angiome (Hämangioblastome) meistens langsam wachsen und erst spät Symptome wie Sehverschlechterung oder Gesichtsfeldausfall verursachen, können sie durch regelmäßige augenärztliche Vorsorgeuntersuchungen frühzeitig entdeckt und häufig ohne Nachteil für das Sehvermögen behandelt werden. Die Standardtherapie für kleinere Tumoren der mittleren und äußeren Netzhautbereiche ist die Laserbehandlung. Für größere oder komplizierte Angiome bzw. Angiome im Bereich des Sehnervenkopfes stehen mit der Vereisungsbehandlung, der Brachytherapie oder der Protonenbestrahlung verschiedene weitere Behandlungsmöglichkeiten zur Verfügung.

2.2 Grundlagen

Im Rahmen der VHL-Erkrankung können kapilläre retinale Angiome (andere Bezeichnungen: retinale Hämangioblastome, Angiomatosis retinae) auftreten. Diese gutartigen Tumoren bilden sich aus Gefäßzellen und Gliazellen der Netzhaut des Auges. Retinale Angiome weisen in ihrer Feinstruktur eine große Ähnlichkeit zu Hämangioblastomen des zentralen Nervensystems auf.

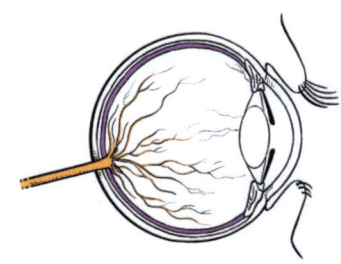

Abbildung 1: Schematische Darstellung des Auges mit Hervorhebung von Sehnerv und Netzhaut

2.3 Häufigkeit

Hämangioblastome der Netzhaut und des Kleinhirns sind die häufigsten Manifestationen des VHL-Syndroms im Zentralnervensystem. Der Zeitpunkt des ersten Auftretens retinaler Angiome kann innerhalb einer betroffenen Familie sehr unterschiedlich sein. Erstmals entdeckt werden sie am häufigsten zwischen dem 20. und 30. Lebensjahr, sie können jedoch schon bei Kleinkindern ab dem 5. Lebensjahr auftreten. Im Laufe des Lebens werden bei ca. 3 von 4 Träger:innen einer VHL-Genmutation retinale Hämangioblastome entdeckt. Hämangioblastome der peripheren (äußeren) Bereiche sind häufiger als die der zentralen Netzhautanteile.

2.4 Symptome

Ein Angiom der Netzhaut ist bei vielen VHL-Betroffenen das erste entdeckte Zeichen der Erkrankung. Zum Teil ist dies dadurch bedingt, dass ein zentrales retinales Angiom schon erhebliche Beschwerden machen kann, wenn es nur wenig größer als einen Millimeter ist, während andere VHL-Veränderungen wie z.b. Kleinhirn- oder Rückenmarkshämangioblastome dieser Größe noch nicht einmal sicher mit der Kernspintomographie nachweisbar sind, geschweige denn irgendwelche Ausfälle verursachen. Andererseits lässt sich der Augenhintergrund auch bei jungen Menschen gut untersuchen, so dass retinale Hämangioblastome früh erkannt werden können, auch wenn diese noch keine Sehbeschwerden machen. Hämangioblastome der Netzhaut wachsen langsam, weswegen in der Regel keine plötzlichen Symptome auftreten. Zentral gelegene retinale Hämangioblastome können durch Verziehungen, sekundäre Lipidablagerungen, Membranbildungen, oder Schwellungen/Ödeme der Netzhautmitte (Makula) erkennbar (manifest) werden. Diese führen zu zunehmendem Verzerrt- und Verschwommen- Sehen des betroffenen Auges. Blutungen oder Netzhautablösungen treten eher nach intensiver Behandlung großer Hämangioblastome auf, können dann aber zu deutlichen Ausfällen des Gesichtsfeldes führen.

2.5 Diagnostik

Augenärztliche Vorsorgeuntersuchungen sollten durch Augenärzt:innen durchgeführt werden, die Erfahrung in der Untersuchung und Behandlung von VHL-Betroffenen haben, da gerade die Entdeckung kleiner Angiome durch Übung erleichtert wird. Voraussetzung für eine gründliche Untersuchung der Netzhaut ist das Weitstellen der Pupille (Mydriasis) durch pupillenerweiternde Augentropfen. Die Pupillenerweiterung hält etwa 3 bis 4 Stunden an, in dieser Zeit besteht Lese- und Fahruntüchtigkeit. Untersuchungsmethode der Wahl ist die indirekte Funduskopie des Augenhintergrundes. Dies geschieht in der Regel an der Spaltlampe oder mit einem indirekten Ophthalmoskop mit vorgehaltener Lupe oder Kontaktglas. Letzteres wird nach Betäubung der Augenoberfläche auf das Auge aufgesetzt. Die Weitwinkelfundusfotografie kann das Aufsuchen von Veränderungen vor allem bei Kleinkindern unterstützen und ist gut für die Verlaufsdokumentation geeignet. Die Fluoreszeinangiografieist ein sehr sensitives Verfahren, bei dem ein Farbstoff injiziert wird, der sich in den Hämangioblastomen der Netzhaut anreichert. Diese Untersuchung ist im Gegensatz zu der nicht-invasiven und sehr sensitiven OCT-Angiografie auch für periphere Netzhautanteile geeignet.

Die Untersuchungen sollten spätestens mit dem 5. Lebensjahr beginnen und jährlich wiederholt werden. Größere Abstände sind unzweckmäßig, da die augenärztliche Untersuchung einfach, gefahrlos und preiswert ist. Auch andere Augenerkrankungen, die häufiger als die Angiomatosis retinae sind, werden somit früh erkannt und können behandelt werden. Eine Vergrößerung der Intervalle oder völliges Einstellen der Untersuchung im Alter ist nicht zu empfehlen, da sich bei einer kleinen Zahl Betroffener auch noch im höheren Alter neue Angiome bilden. Bei verdächtigen Befunden oder nach Behandlungen werden selbstverständlich kurzfristigere Kontrollen festgelegt.

Das periphere retinale Angiom kann in der Regel aufgrund seines typischen Aussehens gut erkannt werden. Kleine Angiome können zunächst wie ein kleiner runder Blutfleck aussehen, ohne dass die zu- und abführenden Gefäße besonders auffallen. Ein größeres Angiom sieht in der Regel aus wie eine orangerote Kugel, die von stark erweiterten und geschlängelten Blutgefäßen versorgt wird (Abbildung 1). Die aus einem größeren Angiom austretende Flüssigkeit kann sich unter der Netzhaut ansammeln und eine Netzhautablösung verursachen (seröse bzw. traktive Amotio). Auch kann die Flüssigkeit unter der Netzhaut wandern und dann eine Netzhautschwellung (Ödem) oder Fettablagerungen (Lipidexsudate) bilden. Geschieht dies an der Stelle des schärfsten Sehens (Makulaödem), vermindert sich die Sehschärfe oder es treten verzerrte Seheindrücke auf. Neben der Ansammlung von Flüssigkeit unter der Netzhaut kann es auch zur Ausbildung von Membranen auf der Netzhautoberfläche und im Glaskörperraum kommen, die den Befund zusätzlich verkomplizieren.

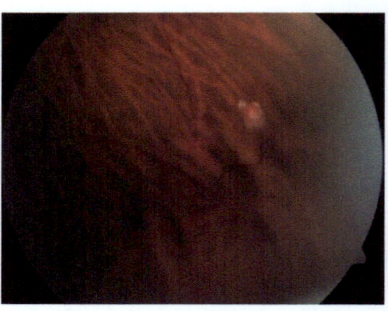

Abbildung 2: Kleines peripheres retinales Angiom mit ausgeprägt erweiterten zuführenden Gefäßen. (Klinik für Augenheilkunde, Universitätsklinikum Freiburg)

Ein weniger typisches Erscheinungsbild zeigt das Angiom auf oder unmittelbar neben dem Sehnervenkopf (juxtapapillär) (Abbildung 2). Durch die Nähe des Sehnervenkopfes zur Stelle des schärfsten Sehens kann ein Flüssigkeitsaustritt aus einem juxtapapillären Angiom früh zur Ansammlung von Gewebswasser in der Netzhautmitte und damit zur Sehverschlechterung führen.

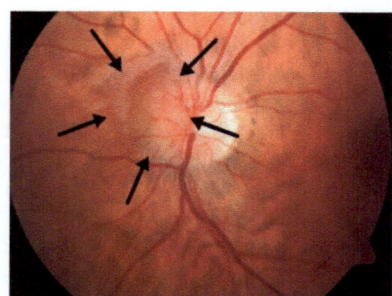

Abbildung 3: Am nasalen Rande des Sehnervenkopfes gelegenes (juxtapapilläres) Angiom. (Klinik für Augenheilkunde, Universitätsklinikum Freiburg)

Retinale Angiome treten nicht nur im Rahmen eines VHL-Syndroms auf, sondern können auch bei sonst gesunden Personen vorkommen (sporadisches Angiom). In diesem Fall findet sich immer nur ein einzelnes Angiom. Sind mehr als ein Angiom am Augenhintergrund zu finden, ist die Wahrscheinlichkeit für das Vorliegen eines VHL-Syndroms groß.

Die Diagnose retinaler Angiome erfordert manchmal die Durchführung einer Fluoreszeinangiografie(FAG). Dabei wird der Farbstoff Fluoreszein in eine Vene gespritzt, um dann in alle Blutgefäße des Körpers, also auch in die retinalen Angiome, verteilt zu werden. Mit einem Spezialfilter können die Angiome dann fotografiert und besonders deutlich sichtbar gemacht werden. Mikroangiome können mittels einer Weitwinkel-Fluoreszeinangiografie sehr zuverlässig und früh entdeckt werden.

2.6 Therapie und Prognose

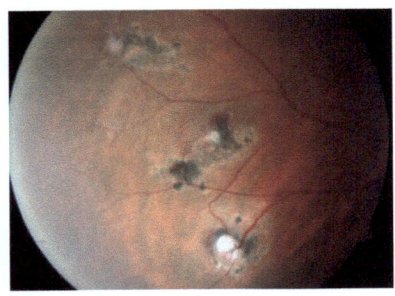

Abbildung 4: Augenhintergrund nach Laserung mehrerer Hämangioblastome. An den Stellen der Laserung entstehen Narben, die dunkel pigmentiert sind. Man erkennt in den Laserarealen noch aktive Tumoren, so dass hier Mehrfachlaserungen notwendig werden. (Klinik für Augenheilkunde, Universitätsklinikum Freiburg)

Da retinale Hämangioblastome nur langsam wachsen, steht in der Regel ein längerer Zeitraum zur Verfügung, um ein Angiom durch eine Routineuntersuchung schon dann zu entdecken, wenn es noch klein ist und keine Beschwerden macht. Zwar gibt es Angiome, die nachweislich über einen langen Zeitraum nicht wachsen, also auch keine Probleme verursachen, aber für die Mehrzahl der Angiome ist davon auszugehen, dass ein Wachstum erfolgen wird. Daher ist eine zeitnahe Behandlung eines neu entdeckten Angioms anzustreben. Ausgenommen hiervon sind Angiome am Sehnervenkopf und unter Umständen auch die sehr seltenen Angiome an der Stelle des schärfsten Sehens.

Die Standardtherapie für kleine periphere Angiome ist die Laserbehandlung (Laserkoagulation) (Abbildung 3). Dabei wird durch einen Laserstrahl ein Wärmeeffekt im Bereich des Angioms erzeugt und dieses direkt verödet und somit zerstört. An der Stelle des Angioms bildet sich dann eine Narbe, die das Sehen normalerweise nicht stört. Während bei kleinen Angiomen in der Regel eine einmalige Laserbehandlung für eine vollständige Vernarbung ausreichend ist, können bei größeren Angiomen mehrere Laserbehandlungen erforderlich sein. Eine wichtige Voraussetzung für die Entdeckung kleiner, peripherer Angiome ist, wie zuvor besprochen, die regelmäßige Voruntersuchung durch mit dem Krankheitsbild vertraute Augenärzt:innen.

Ist ein Angiom für eine Laserbehandlung zu groß, kann eine Kältebehandlung (Kryotherapie) oder eine Bestrahlung durch einen Ruthenium-Applikator sinnvoll sein. Ruthenium-Applikatoren sind radioaktiv beschichtete Silberkalotten (geformte Silberplättchen) von unterschiedlicher Größe und Konfiguration. Ein von Größe und Form geeigneter Ruthenium-Applikator wird auf der Außenseite des Auges an der Stelle des Angioms aufgenäht, dort für einige Tage belassen und bewirkt eine Bestrahlung des Angioms unter Schonung anderer Strukturen des Auges. In den folgenden Wochen und Monaten kommt es dann zu einer langsamen Vernarbung des Angioms. Die Bestrahlung mit einem Ruthenium-Applikator ist bei der Behandlung größerer peripherer Angiome komplikationsärmer und effektiver als die Laser- oder Kältetherapie, steht aber nur in wenigen spezialisierten Zentren (Essen, Berlin) zur Verfügung.

Im Falle des Vorliegens oder Eintretens einer Netzhautablösung, bei Sehverschlechterung durch ein Häutchen (Membran) auf der Netzhautoberfläche oder bei einer Glaskörperblutung kann eine Operation mit Entfernung des Glaskörpers (Vitrektomie) und der die Netzhaut verziehenden Membranen erforderlich sein. Mit diesem Verfahren kann direkt an der Netzhautoberfläche operiert werden, um Membranen von der Netzhaut zu entfernen oder auch Flüssigkeit unter der Netzhaut abzusaugen. Abschließend kann ein Ersatz des Glaskörpers durch Silikonöl erforderlich werden, das die Netzhaut dauerhaft an der Unterlage hält und so eine erneute Netzhautablösung verhindert. Eine Vitrektomie wird nur bei schwierigen Fällen einer Angiomatosis retinae durchgeführt, sie kann in solchen Fällen das Sehvermögen stabilisieren und eine Erblindung verhindern.

Eine Sonderstellung nimmt das Angiom am Sehnervenkopf ein (juxtapapilläres

Angiom). Durch seine Lage gestaltet sich die Behandlung schwierig, denn es besteht bei jeder Behandlungsart immer auch ein Risiko den Sehnerven zu schädigen und dadurch eine Sehverschlechterung und Gesichtsfeldausfälle zu verursachen. Juxtapapilläre Angiome werden erst dann behandelt, wenn sie Beschwerden verursachen. Es gibt vielfältige Vorschläge zur Behandlung dieser Angiome, so z.b. die Laserbehandlung, die photodynamische Therapie (PDT) eine Behandlung mittels eines lichtempfindlichen Medikamentes, das als Infusion verabreicht wird, sich im Angiom anreichert und dann durch einen Laserstrahl aktiviert wird), die Vitrektomie oder die Protonenbestrahlung (Teletherapeutische Projektions-Bestrahlung mit beschleunigten Partikeln-Protonen), ohne dass man eine generelle Empfehlung abgeben könnte. Behandlungsansätze mit Medikamenten, die das Gefäßwachstum hemmen und in das Auge oder als Infusion gegeben werden (sog. VEGF-Hemmer, oder Betablocker), haben die in sie gesetzten Erwartungen bei der Behandlung der retinalen Hämangioblastome bisher nicht erfüllen können und sind somit allenfalls Einzelfällen ohne andere Therapiemöglichkeit vorbehalten.

Bei der Wahl des Therapieverfahrens ist die Erfahrung der behandelnden Person entscheidend und die Behandlung sowohl juxtapapillärer als auch größerer peripherer Angiome sollte Augenärzt:innen vorbehalten bleiben, die Erfahrungen mit einer größeren Anzahl Betroffener haben. Bei Einhaltung regelmäßiger Kontrolluntersuchungen und frühzeitiger Behandlung neuer Angiome lässt sich eine schwerwiegende Sehverschlechterung durch die Angiomatosis retinae meistens verhindern.

3. Hämangioblastome des Zentralen Nervensystems

Prof. Dr. Gläsker, Singen und Prof. Dr. Stummer, Münster

3.1 Zusammenfassung

Hämangioblastome sind gutartige Tumoren des Zentralen Nervensystems, die hauptsächlich in der hinteren Schädelgrube (Kleinhirn und Hirnstamm) und im Rückenmark auftreten. Sie gehören zu den häufigsten Tumoren des VHL- Spektrums und sind oft auch die erste Manifestation der Erkrankung. Bei Kleinhirntumoren stehen Koordinationsstörungen und Hirndrucksymptomatik (Kopfschmerzen, Übelkeit, Erbrechen, Bewusstseinsstörungen) im Vordergrund. Rückenmarkstumoren verursachen häufig zunächst Gangstörungen und Schmerzen, später Lähmungserscheinungen und Störungen der Blasen- und Mastdarmfunktion (Inkontinenz). Häufig bilden die Tumoren zystische Formationen („Blasen") aus, die meist wesentlicher raumfordernd wirken als der eigentliche solide Tumor. Durch die kräftige Kontrastmittelaufnahme sind die Tumoren im Kernspin meist gut zu erkennen. Asymptomatische größenkonstante Tumoren sollten jährlich kontrolliert werden, wohingegen bei symptomatischen oder wachsenden Tumoren eine operative Entfernung diskutiert werden sollte. Beim Auftreten von Hirndruckzeichen (siehe oben) ist unter Umständen eine dringliche Operation erforderlich. Mit dem HIF2a Inhibitor Belzutifan wurde nun erstmals eine wirksame medikamentöse Therapie gefunden (Zulassungsverfahren in Europa läuft noch).

3.2 Grundlagen

Hämangioblastome sind gutartige Tumoren des Zentralen Nervensystems (WHO Grad I) und treten zumeist im Bereich der hinteren Schädelgrube (Kleinhirn und Hirnstamm) und des Rückenmarks auf. Die Tumoren bestehen aus einem dichten Netzwerk kleinster Gefäße und dazwischen liegenden „Stromazellen", welche die eigentlichen Tumorzellen darstellen. Nach der WHO-Klassifikation sind Hämangioblastome als „Tumoren ungeklärten Ursprungs" eingestuft, obgleich sich in den letzten Jahren Hinweise häufen, dass sie von embryonalen Hämangioblasten abstammen. Dabei handelt es sich um unreife embryonale Zellen, die sich in Gefäßzellen oder Blutzellen entwickeln können. Beide Differenzierungsprozesse sind auch im Tumorgewebe von Hämangioblastomen zu finden.

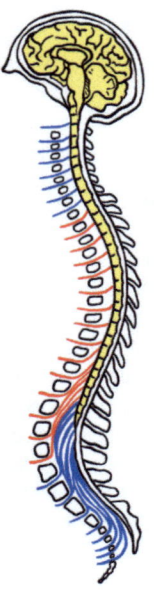

Abbildung 1: Schematische Darstellung von Kleinhirn, Hirnstamm und Rückenmark

Hämangioblastome zeigen einen für Tumoren ungewöhnlichen Spontanverlauf. Es wechseln sich Phasen von Wachstum mit langen Ruhephasen ab. Das macht es sehr schwierig, den Effekt von konservativen (nicht-operativen) Therapien bei Hämangioblastomen zu beurteilen. Hämangioblastome haben eine starke Neigung, zunächst ein Ödem (Schwellung) und dann Zysten (Blasen) im benachbarten Nervengewebe auszubilden. Die Zysten werden dabei meist größer als der eigentliche Tumor. Sie sind oft für das Auftreten von Symptomen verantwortlich. In seltenen Fällen können sich Hämangioblastome diffus über das gesamte Rückenmark ausbreiten, ein Phänomen, das als Hämangioblastomatose bezeichnet wird.

3.3 Häufigkeit

Hämangioblastome im zentralen Nervensystem (ZNS) treten bei 60-80 % aller VHL-Betroffenen auf und sind somit eine häufige Erscheinung. Gemeinsam mit den Hämangioblastomen der Netzhaut sind die Hämangioblastome des ZNS die häufigste Erstmanifestation der VHL-Erkrankung. Ausserhalb der VHL-Erkrankung sind sie jedoch eher selten, da sie nur 1-2 % aller Tumoren des Zentralen Nervensystems ausmachen. Mit 44-72 % ist das Kleinhirn am häufigsten betroffen. Im Rückenmark sind sie mit 13-50 % und im Hirnstamm mit 10-20 % vertreten. Im Großhirn kommen sie deutlich seltener vor (unter 1 %). Durch das regelmäßige MRT-Screening werden diese jedoch zunehmend häufiger erkannt. Dabei ist der Hypophysenstiel, also die Verbindung zwischen der Hirnanhangsdrüse und dem Gehirn, unter den Hämangioblastomen im Großhirn am häufigsten betroffen.

Hämangioblastome treten mit bis zu 80 % sporadisch (nicht erblich) auf; nur 20 % sind VHL-bedingt. Sporadische Hämangioblastome treten ca. 10- 15 Jahre später auf. Männer und Frauen sind gleich häufig betroffen. Bei den sporadischen Hämangioblastomen handelt es sich meist um einzelne Tumoren während bei VHL-Betroffenen oft mehrere Tumoren vorkommen.

Bezüglich eines eventuell schnelleren Wachstums der Hämangioblastome während der Schwangerschaft berichten unterschiedliche Autor:innen abweichende Beobachtungen. Die Autoren dieses Artikels gehen aber davon aus, dass eine Schwangerschaft keine wesentliche Auswirkung auf das Wachstum der Tumoren hat und somit keine Änderung des Screenings bei Schwangeren notwendig ist.

3.4 Symptome

Die Symptome oder Krankheitszeichen bei Hämangioblastomen können grundsätzlich durch Druck auf das umliegende Gehirn- oder Rückenmarksgewebe oder durch Behinderung der Zirkulation des Nervenwassers (Liquor) hervorgerufen werden. Dabei können nicht selten bereits kleine Hämangioblastome aufgrund einer größer werdenden Zyste, die mit dem Tumor häufig zusammen auftritt, Beschwerden verursachen. Wachsen die Hämangioblastome im Kleinhirn, treten Kopfschmerzen, Gleichgewichtsstörungen und Koordinationsstörungen auf. Bei größeren Tumoren oder Zysten kann es zum Stau von Nervenwasser im Kleinhirn kommen, welches dann zu einem Hydrozephalus (Wasserkopf) führt. Häufige Symptome sind dann Übelkeit und Erbrechen.

Im Hirnstamm können bereits kleine Hämangioblastome Probleme verursachen. Das Hämangioblastom kann auf die Nervenbahnen drücken und zu Hirnnervenstörungen, Schluckstörungen, Lähmungen an Arm und/oder Bein sowie zu Husten und Schluckauf führen. Auch hier können Gangstörungen auftreten. Hämangioblastome im Rückenmark können, auch gelegentlich bedingt durch eine zusätzliche blasige Auftreibung des Zentralkanals (Syrinx), Beschwerden wie Gefühlsstörungen und Hautempfindlichkeitsstörungen verursachen. Durch Störung des Informationsflusses innerhalb des Rückenmarks kann es zu Gangstö-

rungen und Schmerzen, später zu Lähmungen kommen.

Bei einigen Betroffenen kommt es zu einer Vermehrung der roten Blutzellen. Neben einer Rötung des Gesichts (Plethora) kann dies zu einer vermehrten Thromboseneigung führen. Nach Entfernung des ursächlichen, ausnahmsweise hormonproduzierenden Hämangioblastoms verschwindet die Polyglobulie.

3.5 Diagnostik

Die beste Nachweismethode ist die Kernspintomographie unter Verwendung des Kontrastmittels Gadolinium (Abbildungen 2 und 3). Mit der Kernspintomographie können Bilder in mehreren Schnittebenen erstellt werden, die eine genaue Beurteilung ermöglichen. Um ein hohes Maß an Vergleichbarkeit zu gewährleisten, ist es hilfreich, die Bilder immer im selben Röntgeninstitut anfertigen zu lassen. Einige VHL-Zentren führen die MRT-Diagnostik des ZNS im Rahmen einer VHL-spezifischen Ganzkörper-MRT-Untersuchung gemeinsam mit den anderen Organen durch, wodurch die Untersuchungszeit verkürzt und die Gabe von Gadolinium minimiert wird. Bei VHL-Betroffenen treten häufig Ablagerungen von Gadolinium in bestimmten Kerngebieten des ZNS auf (Abbildung 2), wobei aber bislang keine negativen Effekte dieser Ablagerungen beschrieben sind.

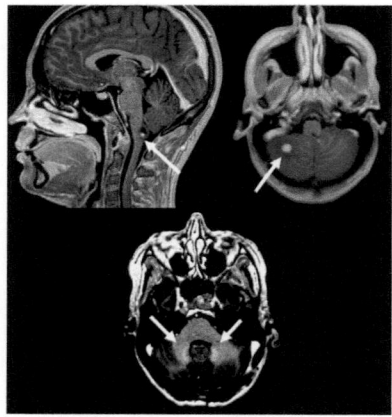

Abbildung 2:
Klassische Hämangioblastome im Hirnstamm (links) und Kleinhirn (rechts). In der Kernspintomographie stellen sich die Tumoren als eine zystische Formation (kurze Pfeile) mit soliden kräftig Kontrastmittel aufnehmendem Tumorknoten in der Zystenwand (lange Pfeile) dar.
Unten: Gadolinium-Ablagerung an typischer Stelle im Nucleus dentatus im Kleinhirn. Diese Kontrastmittelablagerung darf nicht mit einem Hämangioblastom verwechselt werden.

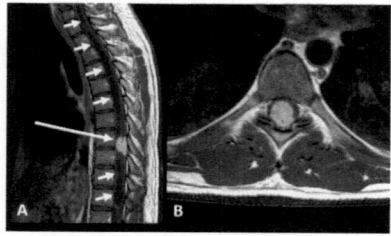

Abbildung 3:
(A, B) Klassisches Hämangioblastom im Rückenmark (langer Pfeil) mit assoziierter Zyste (kurze Pfeile). (A Längsschnitt, B Querschnitt). (C, D) Nach operativer Entfernung des Tumorknotens verschwindet die Zyste von selbst.

Eine Darstellung der Gehirngefäße ist mit der cerebralen Katheterangiographie möglich. Bei diesem Verfahren wird ein feiner Katheter über ein Gefäß in der Leiste bis vor den Tumor unter Durchleuchtung vorgeschoben. Durch den Katheter kann Kontrastmittel eingespritzt werden, wodurch sich die Gefäßversorgung der Tumore besser darstellen lässt. Dieses Verfahren ist bei Hämangioblastomen im Allgemeinen nur dann notwendig, wenn bei besonders großen soliden Tumoren eine Embolisation, also ein Verschließen der Tumorgefäße mittels Katheter vorgesehen ist. Selten kann eine Angiographie auch für Hämangioblastome im Rückenmark erforderlich sein, um die hauptzuführenden Gefäße zu identifizieren und von wichtigen, das Rückenmark versorgende Gefäße zu unterscheiden.

3.6 Therapie und Prognose
a) Operative Verfahren

Die beste verfügbare Therapie ist die mikrochirurgische Tumorentfernung. Die Operation hat die geringste Rezidivrate (Häufigkeit des Wiederauftretens eines erneuten Tumors an der gleichen Stelle nach erfolgreicher Entfernung) und verursacht selten bleibende Beeinträchtigungen.

OP-Indikation: Alle symptomatischen Hämangioblastome sowie alle diejenigen, die einen deutlichen raumfordernden Effekt im Bereich der hinteren Schädelgrube haben, sollten operativ entfernt werden. Wie jedoch mit Tumoren verfahren werden soll, die ein Größenwachstum zeigen, jedoch noch keine Symptome hervorrufen, wird gegensätzlich diskutiert. Einige Autor:innen empfehlen abzuwarten, bis Symptome entstehen und erst dann zu operieren. Andere hingegen empfehlen die Operation wachsender Tumoren vor der Entwicklung von Symptomen. Dies wird damit begründet, dass einerseits die Operationen im Allgemeinen ohne bleibende Schäden durchführbar sind und andererseits die durch einen wachsenden Tumor verursachten Beeinträchtigungen durch eine Operation nicht mehr rückgängig gemacht werden können. Dies kann insbesondere bei kritisch gelegenen Tumoren, z.B. am Hirnstamm, von Bedeutung sein. Die Entscheidung zur Operation sollte individuell in Abhängigkeit von der speziellen Situation des betroffenen Menschen und der Erfahrung der operierenden Ärzt:in erfolgen.

Operative Besonderheiten: Besonders bei Rückenmarkstumoren kann es sinnvoll sein, die Betroffenen wenige Tage vor der Operation mit Kortison (z.B. Dexamethason 3 x 2 mg) vorzubehandeln. Bei sehr großen soliden Tumoren wird eine präoperative Embolisation (Verklebung) empfohlen, um die Gefahr von Blutungen während oder nach der Operation zu minimieren. Bei Tumoren im Kleinhirn oder Rückenmark, die Flüssigkeitshöhlen (Zysten) ausbilden, sollte immer der ursächliche solide Tumorknoten identifiziert und entfernt werden. Danach verkleinert sich die Zyste im Allgemeinen von selbst (siehe Abbildung 3). Während der Operation von Tumoren im Rückenmark oder Hirnstamm sollte die Funktionsfähigkeit der Nervenbahnen kontinuierlich durch intraoperatives elektrophysiologisches Monitoring gemessen werden. Gerade bei Operationen am Hirnstamm und Rückenmark ist ein hohes Maß an chirurgischer Erfahrung erforderlich, um die Operation so risikoarm wie möglich zu halten.

Der Verschluss der Wunde sollte in Hinblick darauf erfolgen, dass Betroffene in der Regel jung sind und oft mehrere Operationen erforderlich sind. D.h. z.B. im Wirbelbereich, dass die Wirbelbögen entfernt, aber wieder eingesetzt werden sollten, damit langfristig die Statik der Wirbelsäule nicht leidet. Inzwischen können häufig auch neue minimal invasive Zugangssysteme für die Operation eingesetzt werden. Im Hinterhauptsbereich sollte der Knochen entweder wieder eingesetzt oder durch einen Knochenersatzstoff, z.B. aus Methylacrylat, ersetzt werden, um Vernarbungen oder Verwachsungen zu begrenzen. Bei der Operation hat immer eine möglichst risikoarme Tumorentfernung Vorrang. Gelegentlich kann die intraoperative Fluoreszenzangiographie zur besseren Darstellung der Gefäße eingesetzt werden (Abbildung 4). Bei diesem Verfahren werden Farbstoffe (ICG, Indocyaningrün) gespritzt, die nur unter einem bestimmten Licht sichtbar sind und die Gefäße anfärben. Sie geben dem Chirurg:in wichtige Informationen über zuführende und abführende Gefäße.

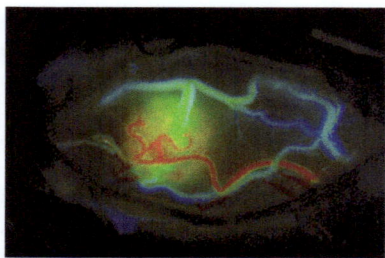

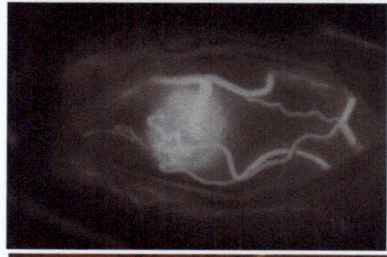

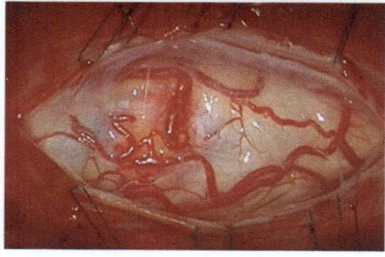

Abbildung 4:
Intraoperative Gefäßdarstellung mit ICG (Indocyaningrün) bei der Operation eines Hämangioblastoms des Rückenmarks. Mit diesem Verfahren können während der Operation zuführende (Arterien) und abführende Gefäße (Venen) unterschieden werden. Diese Information kann für die Operation sehr hilfreich sein. Ebenso kann das An- und Abfluten (die Dynamik des Blutflusses) farbig dargestellt werden.

Die Anwendung intraoperativer Navigationssysteme ist im Allgemeinen nicht notwendig, da sich die Tumoren meist problemlos über die Zyste oder intraoperativen Ultraschall rasch finden lassen.

Nach Operationen von Hämangioblastomen treten gelegentlich vorübergehende Gang- oder andere neurologische Störungen auf, die eine Reha- Maßnahme erforderlich machen. Ferner wird von einigen Betroffenen eine erhöhte Schmerzempfindlichkeit nach Operation eines Rückenmarktumors berichtet.
Viele VHL-Betroffene werden mehrfach an Hämangioblastomen operiert. Dabei zeigt sich bezüglich der neurologischen Beeinträchtigungen durch die Operationen bei den Betroffenen mit Kleinhirn-Hämangioblastomen kein Summationseffekt. Anders jedoch im Rückenmark, hier addieren sich die möglichen negativen Begleiterscheinungen durch die Operationen.

b) Alternativen zur Operation

In seltenen Fällen muss wegen eines erhöhten Risikos von einer Operation abgeraten werden (sogenannte „inoperable" Tumoren). In diesen Fällen kann über eine alternative Behandlung nachgedacht werden. Dazu zählen die medikamentöse Therapie („Chemotherapie") sowie die Strahlentherapie.

Chemotherapie:

Es wurden vornehmlich Chemotherapeutika eingesetzt, die bereits zur Behandlung von Nierenzellkarzinomen oder zur Behandlung anderer Arten von Hirntumoren zugelassen sind. Viele der getesteten Substanzen wirken nicht direkt auf das VHL-Protein, sondern über die Hemmung von VEGF. Dieses Protein spielt eine wichtige Rolle beim Wachstum von Gefäßen und ist in VHL- Tumorzellen als Folge der Inaktivierung des VHL-Proteins hochreguliert. Die neueste Entwicklung sind die HIF2a Inhibitoren. HIF2a ist der Faktor, der durch das VHL-Protein abgebaut werden sollte. Durch den VHL-Defekt kommt es damit zu einer Ansammlung von HIF2a in den betroffenen Zellen. Direkt hier setzen die HIF2a Inhibitoren an. Mit dem neuen HIF-Inhibitor Belzutifan steht nun erstmals ein Medikament zur Verfügung, das das Wachstum von Hämangioblastomen nachweislich einschränkt. Viele Tumoren verkleinern sich sogar unter der Therapie. Das Medikament ist zum Zeitpunkt der Verfassung dieses Artikels in den USA zugelassen. Die Zulassung der EMA für Europa steht noch aus. Wie es sich aktuell abzeichnet, könnte diese Substanz in Zukunft neben der Chirurgie einen wichtigen Platz in der Behandlung von Hämangioblastomen einnehmen.

Strahlenchirurgie:

Für inoperable Tumoren oder Betroffene in schlechtem Allgemeinzustand kann die sogenannte Strahlenchirurgie eine weitere Alternative darstellen. Sie ist eine Form der Strahlentherapie, bei der hochdosierte Strahlen millimetergenau auf einen kleinen Bereich fokussiert werden. Strahlenchirurgie kann mit verschiedenen Geräten durchgeführt werden, dem Gamma-Knife, dem Cyberknife oder dem Linac. Auch die Protonentherapie wird zur Behandlung von Hämangioblastomen angeboten. Für die Wirksamkeit dieser Form der Bestrahlung existieren keine verlässlichen Daten. In den veröffentlichten Studien stellen einige behandelte Tumoren das Wachstum ein, während andere weiterwachsen. Da Hämangioblastome auch unbehandelt spontan das Wachstum einstellen können, ist der Effekt der Strahlentherapie nicht sicher belegt. Ein Verschwinden von Hämangiob-

lastomen nach Bestrahlung ist jedenfalls nicht beschrieben.

Ferner ist zu beachten, dass durch die Strahlentherapie nur der solide Tumor und nicht die zystische Komponente behandelt werden kann. Von einer prophylaktischen (vorsorglichen) Bestrahlung asymptomatischer nicht wachsender Tumoren sollte nach aktuellem Kenntnisstand abgeraten werden.

Wichtig ist zu erwähnen, dass die Strahlenchirurgie ebenfalls Nebenwirkungen haben kann. Durch Strahlenchirurgie kann es vorübergehend zur Schwellung der Tumore kommen und dadurch zur Verschlechterung der Symptome. Auch kann sie zur Vermehrung eines Ödems führen und damit ebenfalls zur neurologischen Verschlechterung. Daher muss die Frage nach einer Strahlenchirurgie ähnlich sorgfältig geprüft werden, wie die Frage nach einer Operation. Insgesamt gilt für die Strahlenchirurgie, dass sie nur zur Anwendung kommen sollte, wenn die Möglichkeit zur Operation im Vorfeld durch einen Chirurg:in mit Erfahrung bei der Operation von VHL-Betroffenen geprüft wurde. Tumore mit Zysten oder große Tumore sind für die Strahlenchirurgie ungeeignet. Strahlenchirurgie sollte nur im Gehirn angewendet werden und nicht im Rückenmark, da hierfür kaum Erfahrungen vorliegen und für das Rückenmark ein hohes Risiko besteht.

4. Nierenkarzinome und Nierenzysten

Prof. Dr. Jilg, Freiburg; Prof. Dr. Mahnken, Marburg und Prof. Dr. Grünwald, Essen

4.1 Zusammenfassung

Im Rahmen der VHL-Erkrankung können sich in der Niere Zysten und klarzellige Nierenzellkarzinome bilden. 60% der VHL-Betroffenen weisen Nierenzysten und ca. 25-45% Nierenzellkarzinome auf. Beide Geschlechter sind gleich häufig betroffen. Das Diagnosealter liegt in der Regel zwischen dem 39-40. Lebensjahr. Oft treten mehrere Nierentumoren in beiden Nieren auf. Das Wachstum der meisten Nierentumoren ist langsam. In Abhängigkeit von der Tumorgröße besteht ein gewisses Metastasierungsrisiko. Spätestens wenn der größte Tumor einen Durchmesser von ≥ 4 cm erreicht, sollte die vollständige Entfernung aller Tumoren unter Erhalt der Niere angestrebt werden. Bei kleineren Tumoren kann bereits frühzeitig eine minimalinvasive interventionelle Ablation (Radiofrequenz-, Kryo- oder Mikrowellenablation) erwogen werden. Bei Tumoren in Einzelnieren müssen Voroperationen und Vorerkrankungen in der Therapieplanung berücksichtigt werden. Therapieziel ist der Erhalt der Nierenfunktion. Niereneingriffe bei VHL-Betroffenen sollten ausschließlich an erfahrenen Zentren durchgeführt werden. Medikamentöse Therapien sind derzeit nur bei Metastasen angezeigt.

4.2 Grundlagen

Der Mensch hat normalerweise zwei Nieren die im rückwärtigen Bauchraum (Retroperitoneum) gelegen sind und eine Längsausdehnung von ca. 11-12 cm haben. Sie dienen der Entgiftung des Körpers und haben eine zentrale Rolle im Rahmen der Regulation des Wasser- und Mineralsalzhaushaltes.

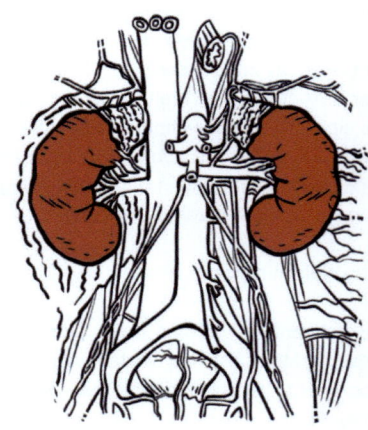

Abbildung 1: Schematische Darstellung der Nieren mit umgebenden Organen

Bei den typischen Veränderungen der VHL- Erkrankung handelt es sich um Nierenzysten, ebenso wie um solide bösartige Nierentumoren (Nierenzellkarzinome). Beide Arten der Veränderungen können auch bei Menschen ohne VHL-Erkrankung auftreten.
Bei Nierenzysten handelt es sich prinzipiell um harmlose zystische Veränderungen, die eine klare bernsteinfarbene Flüssigkeit enthalten und meist keiner Therapie bedürfen. Bösartige Entartungen von Nierenzysten bis hin zu Nierenzellkarzinomen sind sehr selten zu

beobachten.

Nierenzellkarzinome allgemein sind Tumoren, die ihren Ursprung vom sogenannten Tubulusapparat (feine Nierenkanälchen) oder dem Sammelrohrsystem nehmen. Interessanterweise entstehen auch bei Menschen ohne VHL-Erkrankung die Nierentumoren in ca. 80% durch eine Spontanmutation oder durch den Verlust des bekannten VHL-Gens. Insofern ist hier der gleiche genetische Mechanismus wie bei der VHL-Erkrankung gegeben, mit dem Unterschied, dass es sich um eine spontane genetische Veränderung handelt. Solch eine Veränderung (VHL-Mutation) in der Normalbevölkerung wird als sporadisch bezeichnet und befindet sich nur in den betroffenen Tumorzellen (z.b. im Nierentumor). Bei der VHL-Erkrankung besteht im Gegensatz dazu die VHL-Mutation in allen Körperzellen, wobei sie nur an bestimmten Stellen (z.B. in den Nieren) eine Tumorentstehung fördert.

Bei der VHL-Erkrankung kommen in der Niere ausschließlich „klarzellige Nierenzellkarzinome" vor. Die Tumoren entwickeln sich in der Regel oft zusammen mit Zysten oder in Zysten (Abbildung 1), in denen sie eine Zeitlang unentdeckt wachsen und als „einfache Zyste" oder sog. „komplizierte Zyste" fehlinterpretiert werden können. Mit entsprechender Erfahrung und Kenntnisse über die VHL-Erkrankung lassen sich Tumoren und Zysten durch eine MRT oder eine CT sehr gut diagnostizieren.

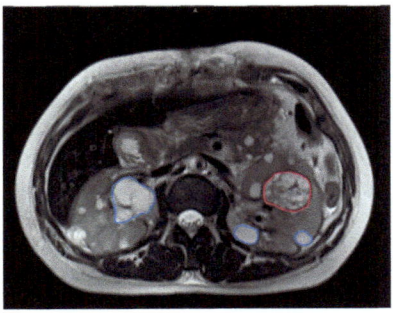

Abbildung 2: MRT-Abdomen, transversale Abbildungen der Nieren mit verschiedenen Raumforderungen: Nierenzellkarzinom exemplarisch in rot umrandet, Zyste exemplarisch in blau umrandet.

4.3 Häufigkeit

In der Normalbevölkerung liegt das Risiko im Laufe des Lebens einzelne oder mehrere Nierenzysten zu entwickeln bei ca. 20 %, bei VHL-Betroffenen hingegen liegt es etwa bei 60 %. Bösartige Entartungen von Nierenzysten bis hin zu Nierenzellkarzinomen sind bei der Normalbevölkerung sehr selten zu beobachten. Auch bei der VHL-Erkrankung konnte bisher nicht genau bewiesen werden, dass Zysten eindeutige Vorstufen der Nierenzellkarzinome darstellen. Größere Zysten können jedoch bereits solide Tumoranteile beinhalten und kommen häufig zusammen mit größeren Nierentumoren vor. In wissenschaftlichen Untersuchungen konnte gezeigt werden, dass in "VHL-Nieren" die Veranlagung für ca. 600 Tumoren und 1100 Zysten „mikroskopisch" in den Nierenzellen bereits angelegt sind.

Das Risiko in der gesunden Bevölkerung im Laufe des Lebens einen Nierentumor (sporadische Nierenzellkarzinome) zu entwickeln, liegt bei 1,3 %. Das Nierenzellkarzinom steht mit 3,5 % aller Krebserkrankungen bei Männern ohne VHL-Erkrankung an 8. Stelle aller neu diagnostizierten Krebserkrankungen in Deutschland (2010). Bei Frauen ohne VHL-Erkrankung ist das Nierenzellkarzinom seltener, es macht ca. 2,5 % aller Krebsneuerkrankungen aus und liegt damit an 10. Stelle der Krebsneuerkrankungen. Damit ist das Nierenzellkarzinom vergleichsweise ein eher seltener Tumor, der mit einem Häufigkeitsgipfel um das 62. Lebensjahr auftritt. Im Unterschied zur Normalbevölkerung entwickeln VHL-Betroffene solche Tumoren im Durchschnitt 20 Jahre früher.

4.4 Symptome

Generell zeichnen sich die Nierenzellkarzinome dadurch aus, dass sie keinerlei Frühsymptome verursachen. Durch die Lage im hinteren Bauchraum sind sie im Frühstadium weder tast- noch sichtbar. Sie können eine erhebliche Größe annehmen, bevor sie zu lokalen Problemen führen (z.b. Schmerzen, Blutungen oder Nierenstau). Durch die regelmäßigen Kontrolluntersuchungen werden die meisten Tumoren früh in einem symptomfreien Stadium diagnostiziert.

4.5 Diagnostik
a) Allgemeines

Prinzipiell sollten die sogenannten Schnittbildverfahren (Computertomographie oder Magnetresonanztomographie) herangezogen werden, da sie eine Abbildung des Körpers in allen drei Ebenen liefern und so in der Regel sehr klar zwischen zystischen und soliden Veränderungen der Niere unterscheiden können (Abbildungen 3 und 4). Es sollte

der MRT der Vorzug gegeben werden, da sie ohne Strahlenexposition für die Betroffenen ist. Auch wenn eine Suche nach Metastasen notwendig ist, ist im Bauchraum die MRT-Untersuchung zum Ausschluss von z.b. Lymphknotenmetastasen die erste Wahl. Für eine Suche nach Metastasen in der Lunge kommt eine Computertomographie (CT-Thorax) des Brustraums zur Anwendung.

Nierentumoren sind bereits ab einer Größe von weniger als 5 mm zu erkennen. Aufgrund vergleichender Untersuchungen können unter Heranziehung entsprechender Volumenberechnungen die Tumorverdopplungszeit und die Wachstumsgeschwindigkeit berechnet werden.

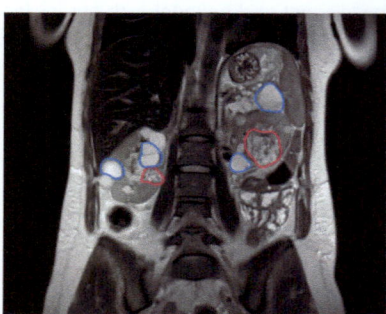
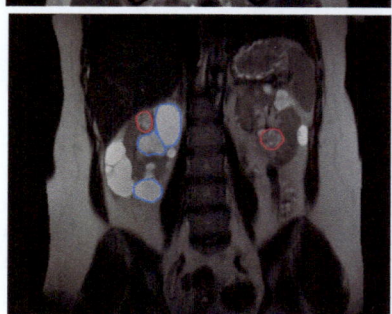

Abbildung 3 und 4: MRT-Abdomen, coronare Abbildung der Niere mit verschiedenen Raumforderungen: Nierenzellkarzinom exemplarisch in rot umrandet, Zyste exemplarisch in blau umrandet.

b) Biologie der Nierenzellkarzinome

Die meisten Nierenzellkarzinome wachsen langsam mit einer durchschnittlichen Wachstumsrate von ca. 0,3 cm pro Jahr. Über die Wachstumsgeschwindigkeit der VHL-Nierenzellkarzinome ist insgesamt noch relativ wenig bekannt. In kleineren Studien unterscheidet sie sich oftmals nicht von den sporadischen Tumoren. Die mittlere Zeit bis zur Volumenverdoppelung liegt bei ca. 28 Monaten.

Die Tumorgröße (Tumordurchmesser) hat einen erheblichen Einfluss auf das Risiko der Metastasierung. Bei Tumoren zwischen 3 - ≤4 cm besteht ein sehr geringes Risiko für eine Metastasenbildung (1.8%). Bei einem Nierentumor mit einem Durchmesser von 7 cm besteht dagegen ein Risiko von 17%.

Das Metastasierungsrisiko hängt jedoch nicht nur von der Größe des Tumors ab, sondern auch von der sogenannten Tumorverdoppelungszeit und von der Lage innerhalb der Niere, z.B. Tumoren in enger Nachbarschaft zu den großen Gefäßen (Nierenvene und Nierenarterie) können potentiell eher ein Risiko für eine Metastasierung darstellen als Tumoren in der äußeren (peripher) Zone des Nierengewebes.

4.6 Therapie
a) Allgemeines

Die Erkennung von Nierentumoren in einem frühen Stadium hat zu einem durchgreifenden Wandel in der Therapie und Verbesserung der Behandlungsergebnisse geführt, da Tumoren in frühen Stadien mit einer deutlich besseren Prognose einhergehen und häufig, in Abhängigkeit von der Tumorlokalisation, unter Erhalt der Niere erfolgreich behandelt werden können.

Die Therapie der Nierentumoren ist grundsätzlich operativ oder interventionell, da die typischen Formen der Nierenzellkarzinome chemotherapieresistent sind und eine Strahlentherapie nur in Einzelfällen eingesetzt wird. Eine medikamentöse Therapie ist den metastasierten oder nicht anderweitig behandelbaren Nierentumoren vorbehalten.

Nach welchem Therapieverfahren die Betroffenen behandelt werden sollten, richtet sich nach der Anzahl der Tumoren, deren Lage und Größe sowie danach, ob die Tumoren in einer oder beiden Nieren sind, noch beide Nieren vorhanden sind und wie die Nierenfunktion insgesamt beschaffen ist. Auch die Anzahl der in der Zukunft zu erwartenden Operationen an den Nieren sollte bei der Therapiewahl bedacht werden, da eine organerhaltende Nierentumorresektion meist maximal 3 mal an einer Niere durchgeführt werden kann. Von entscheidender Bedeutung für den Therapieerfolg ist die interdisziplinäre Zusammenarbeit (z.B. Innere Medizin, Radiologie, Urologie) der Abteilungen am jeweiligen Zentrum des geplanten Eingriffs, das Vorliegen einer entsprechenden Erfahrung mit der VHL-Erkrankung sowie die Erfahrung der behandelnden Person. Die Interventionserfahrung ist bei den thermoablativen Verfahren extrem wichtig, denn der Literatur zufolge gibt es eine klare Lernkurve hierfür (erste 50 Ablationen). Daher ist es gerade für VHL-Betroffene wichtig, auf einen möglichst großen Erfahrungsschatz von Interventionalist:innen zurückzugreifen. Bei der Operation verhält es sich nicht anders. Man sollte nur an operative Zentren herantreten, die >100 nierenerhaltende Eingriffe pro Jahr machen.

Tumoren <1,5 cm sollten beobachtet werden („Aktive Überwachung"). Für Tumoren ab 1,5 cm bis 4 cm bietet die Thermoablation (Radiofrequenzablation, Mikrowellenablation, Kryoablation) einen sicheren und heilenden Therapieansatz. Dieses Verfahren wird von interventionell tätigen Radiolog:innen angeboten. Unter Berücksichtigung der o.g. Parameter sollten Tumoren >4 cm in der Regel primär einer Operation (organerhaltende Nierentumorresektion) zugeführt werden. Sollte eine Operation nicht möglich sein, können Tumoren mit einem Durchmesser >4 cm im Einzelfall im Rahmen einer interventionell-radiologischen Therapie embolisiert und dann thermoabladiert werden.

In mancher Situation ist die Operation, in anderer die Thermoablation zu favorisieren.

Die thermoablativen Verfahren sollten der Operation vorgezogen werden bei
1) multiplen kleineren Tumoren in einer Einzelniere
2) multipel voroperierten Betroffenen
3) bilateralen Tumoren
4) anderweitigen Gründen (Begleiterkrankungen) die gegen eine Operation sprechen
5) > 3 Tumoren pro Niere: zunächst organerhaltendes Verfahren mit nierenerhaltender Operation oder Thermoablation der weniger betroffenen Niere, dann gleiches Vorgehen bei der betroffeneren Niere mit dem Versuch des organerhaltenden Vorgehens, immer Lage und Größe der Tumoren berücksichtigend (siehe oben).

Die Operation erhält den Vorzug bei
1) klinischem (z.B. Makrohämaturie) oder radiologischem Verdacht einer Hohlsysteminfiltration
2) bei Tumoren 4-≥5 cm
3) immer wenn nach einer interventionellen radiologischen Prüfung eine vollständige Therapie des Tumors nicht möglich erscheint.

b) Operative Verfahren

Nierenzellkarzinome werden, wann immer technisch möglich, „nierenerhaltend" operiert. Dies geschieht in Abhängigkeit der Lage und der Größe mit einem kleinen Randsaum zum normalen Nierengewebe hin (Sicherheitsabstand). Im Rahmen einer organerhaltenden Nierentumorresektion ist eine vorübergehende Unterbrechung der Blutzufuhr der Niere notwendig, die eine Dauer von 30 - 60 min. nicht überschreiten sollte. Ohne eine vorübergehende Unterbrechung der Blutzufuhr ist eine Entfernung der Tumoren technisch kaum möglich und der Blutverlust wäre unangemessen hoch. Im Falle einer längeren Unterbrechung der Blutzufuhr geht die Organfunktion unwiderruflich verloren.

Bei VHL-Betroffenen ist das operative Vorgehen zum Teil äußerst komplex, da in der Regel mehrere Tumoren vorliegen und meist zusätzliche zahlreiche Nierenzysten, in denen sich kleinste Nierenzellkarzinome bereits verbergen können. Es sollte daher der Versuch unternommen werden, auch die Mehrzahl der zystischen Veränderungen zu entfernen.

Die komplexe Entfernung multipler Tumoren und Zysten unter Schonung von Nierenbecken und größerer Gefäße kann am sichersten mit einer offenen Operation durchgeführt werden. Das chirurgische Freilegen (Präparation) zystentragender Nieren mit multiplen Tumoren ist minimal invasiv schwierig. Bei der laparoskopischen Operation (minimal invasives Vorgehen - Schlüssellochtechnik) können in der Regel nur einzelne Tumoren entfernt werden. Selbst die robotisch assistierte laparoskopische Nierentumorentfernung mittels des da Vinci Systems stößt hier an ihre Grenzen. Aus diesem Grund hat sich die Laparoskopie bei den VHL-Tumoren der Nieren nicht durchgesetzt.

Auch bei Zweit- oder Dritteingriffen sollte der Versuch einer Organerhaltung in jedem Fall unternommen werden. In Ausnahmefällen lässt sich eine Tumorfreiheit nur durch komplette Entfernung einer oder beider Nieren erzielen. Während die Entfernung einer Niere meistens unproblematisch hinsichtlich der Entgiftung des Körpers ist, bedeutet das Entfernen beider Nieren unweigerlich die Notwendigkeit einer Dialysebehandlung, d.h. einer regelmäßigen Blutwäsche.

c) Interventionelle Verfahren

In den vergangenen Jahren haben sich als interventionelle Techniken so genannte thermoablative Verfahren etabliert, deren Prinzip die Zerstörung des Tumorgewebes durch Kälte oder Wärme ist. Bei einer Kältebehandlung (Kryoablation) wird über einen kleinen Hautschnitt eine spezielle Sonde in den Bauchraum eingeführt und über diese Argongas eingeleitet, welches Temperaturen von ca. -100 °C herbeiführt und zum Absterben des Tumorgewebes führt. Alternativ kann ebenfalls durch, unter Bildsteuerung, direkt eingeführte Sonden eine Temperatur von über 100° Celsius im Tu-

mor erzielt werden. Auch dies führt zur definitiven Abtötung von Tumorzellen. Zur Verkochung werden vor allem die Radiofrequenz- (RFA) und die Mikrowellenablation eingesetzt (MWA).

Da die Invasivität und Komplikationsrate dieser Eingriffe grundsätzlich deutlich geringer ist, als die eines operativen Eingriffs und auch die mögliche Gefährdung der Nierenfunktion durch die Unterbrechung der Blutzufuhr entfällt, sollte bei jedem neu aufgetretenen Nierentumor bis etwa 2-4 cm Größe die Diskussion geführt werden, ob eine solche Behandlung durchführbar ist. Dabei muss die Lage des Tumors berücksichtigt werden, da aufgrund der sehr niedrigen oder sehr hohen Temperaturen umliegendes Gewebe (Dickdarm / Dünndarm / Gallenblase / Bauchspeicheldrüse) mit geschädigt werden kann, deren Folgen lebensbedrohliche Komplikationen sein könnten. In den letzten Jahren wurden Techniken entwickelt, diese interventionstechnischen Probleme zu lösen. Insgesamt stellen ablative Verfahren eine wichtige Bereicherung des Spektrums der Therapie der VHL-Tumoren dar.

Trotz des technischen Fortschrittes und der mittlerweile guten onkologischen Daten für die thermoablativen Verfahren bleibt die Frage der radiologisch als Bosniak III eingestuften zystischen Läsionen. Wenn eine derartige komplizierte Bosniak III Zyste als Einzelbefund auftritt, sollte das weitere Vorgehen abgesprochen werden. Oft ist eine chirurgisch oder lokal ablative Therapie notwendig. Zur lokalen Ablation liegen weniger Daten vor als für die Operation.

Hinsichtlich des Therapieerfolges ist es bei den thermoablativen Verfahren wichtig, den postoperativen Verlauf konsequent mittels Schnittbildgebung (CT oder MRT) zu überwachen, da im Falle einer inkompletten Therapie diese natürlich im selben Aufenthalt finalisiert werden muss. Auch Rezidivtumoren (erneutes Tumorwachstum) können bei früher Erkennung leichter und sicherer mittels thermoablativer Therapie behandelt werden.

d) Medikamentöse Therapien

Eine medikamentöse Therapie ist den metastasierten oder nicht anderweitig behandelbaren Nierentumoren vorbehalten. Die Substanzen hemmen in der Regel das Wachstum der Nierentumoren, sind aber mit erheblichen Nebenwirkungen verbunden. Nebenwirkungen, Therapieversagen, Resistenzbildung und nur zeitlich eingeschränktes Ansprechen der Tumoren auf die medikamentöse Therapie stehen einer Langzeittherapie entgegen. Die Wirksamkeit der Therapie ist an die Einnahme der Medikamente gebunden. D.h., dass mit Absetzen der Medikamente auch die Wirksamkeit verloren geht.

Die Kombination aus klassischer medikamentöser Therapie (z.b. Tyrosinkinaseinhibitoren) mit einer Checkpunktinhibitortherapie (Immuntherapie) konnte die Wirksamkeit weiter erhöhen. Bei einem kleinen Teil der Betroffenen kann es damit sogar zu einer kompletten Auflösung der Tumorzellen kommen. Allerdings ist die Wirksamkeit bei nicht-metastasierten Tumoren begrenzt. In der Entscheidungsfindung muss der potenzielle Nutzen dem Aufwand bzw. Risiko gegenüber gestellt werden. Langzeitbeobachtungen sind noch sehr begrenzt und die Rolle bei der VHL-Erkrankung unklar, so dass außerhalb von Studien prinzipiell operablen Betroffenen von solchen Therapien abgeraten werden muss.

Aktuell wurden und werden Medikamente getestet, welche speziell den Folgen der VHL-Mutation entgegenwirken. Das VHL-Gen kodiert für einen Eiweißstoff der wichtig für die Sauerstoffversorgung der Zellen ist (HIF-2alpha). Bei der VHL-Erkrankung kommt es zu einer abnormalen Überproduktion von HIF-2alpha, was mit einem vermehrten Zellwachstum und der Bildung verschiedener Tumoren verbunden ist. Eine logische Behandlung besteht in der Hemmung des Eiweißstoffes HIF-2alpha. Dies schien lange Zeit aufgrund der Struktur des Moleküls unmöglich zu sein, bis schließlich eine Forschergruppe in den USA (UT Southwestern Medical Center in Dallas) einen Wirkstoff fanden, der HIF-2alpha hemmt. Die Wirksamkeit des neuen Medikaments (Belzutifan) wird derzeit in klinischen Studien weiter untersucht. Die Zwischenergebnisse sind jedoch so vielversprechend, dass das Medikament bereits in den USA frühzeitig zugelassen wurde. Von den 61 Betroffenen mit einem Nierenzellkarzinom sprachen 30 (49 %) auf die Behandlung mit Belzutifan an. Die Karzinome verschwanden zwar niemals vollständig, das weitere Wachstum wurde jedoch aufgehalten. Bei 17 von 30 Betroffenen (56 %) hielt der Effekt über mindestens 12 Monate an. Belzutifan hemmt auch das Wachstum anderer Tumoren. Von den 24 Betroffenen mit ZNS-Hämangioblastomen erzielten 15 (63 %) eine Rückbildung (Remission). Bei einem Betroffenen verschwanden die Tumore vollständig. Insgesamt 11 Betroffene (73 %) waren auch nach 12 Monaten noch in Remission. In Deutschland ist das Medikament noch nicht zugelassen, da die Studien dazu noch nicht abgeschlossen sind.

e) Therapieverfahren bei metastasierten Tumoren

Auch bei Metastasen sollte die Frage einer Operabilität (Metastasenchirurgie) prinzipiell zunächst geklärt werden, da nach kompletter Metastasenentfernung gute Überlebensraten beschrieben werden. Insbesondere wenn es sich um eine einzelne Metastase oder um eine „geringe" Anzahl von Metastasen handelt, sollte interdisziplinär eine chirurgische Entfernung oder eine Strahlentherapie diskutiert werden. In manchen Fällen können auch ablative Verfahren (Radiofrequenzablation, Mikrowellenablation, Cryoablation) oder aber Punktbestrahlungen eingesetzt werden. Diesbezüglich liegen die meisten Daten zur Wirksamkeit für die Operation vor, so dass diese die aktuell präferierte Methode darstellt.

Wenn eine Operation bei multiplen Metastasen in einem oder in mehreren Organen nicht mehr sinnvoll erscheint, ist eine medikamentöse Therapie angezeigt. Diese kann mit so genannten Checkpunktinhibitoren, Tyrosinkinaseinhibitoren, Antikörpern oder mTOR-Inhibitoren durchgeführt werden. Jene haben allesamt das Ziel, die Angiogenese, also die Gefäßneubildung, die im Rahmen von VHL-Tumoren deutlich gesteigert ist, zu hemmen. Während Betroffene mit sporadischen Nierentumoren unter jener Medikation, bei allerdings

erheblichen Nebenwirkungen, eine signifikante Lebensverlängerung auch im metastasierten Stadium erfahren, gibt es bisher keine längerfristigen Erfahrungen aus der Gruppe der VHL-Betroffenen. Trotz dieser Unsicherheit sollte die Erkrankung im metastasierten Stadium jedoch gleich behandelt werden. Da Metastasen prognosebestimmend sind, rechtfertigt dies den Einsatz der Therapien, die in den letzten Jahren zu einer dramatischen Verbesserung des Überlebens geführt haben.

In diesem Zusammenhang konnte die Rolle der Checkpunktinhibitoren wesentlich zur Verbesserung beitragen und stellt bei Betroffenen mit klarzelligen Nierenzellkarzinomen eine der wichtigsten Entwicklungen der letzten Dekade dar. Anders als bei den Tyrosinkinaseinhibitoren ist hier nicht das Gefäßsystem, sondern die Immunzelle das Ziel der Behandlung. Inwieweit diese Anwendung auch bei der VHL-Erkrankung eine Rolle spielen kann, ist noch unzureichend untersucht. In der metastasierten Situation gibt es allerdings keinen Grund, von dem allgemeinen Behandlungsprinzip dieser Erkrankung abzuweichen.

Bei knöchernen Metastasen, die eine Bruchgefährdung hervorrufen können oder Schmerzen verursachen, kann eine Strahlentherapie oder Operation erfolgen. Manchmal ist aber auch eine alleinige medikamentöse Therapie ausreichend. Zusätzlich können lokale Verfahren ergänzt werden, wie zum Beispiel die interventionelle Osteoplastie (Zementoplastie), die der schnellen Schmerzreduktion dient. Darüber hinaus muss dann aber noch eine weiterführende antitumorale Therapie durchgeführt werden, wie eine Strahlentherapie oder medikamentöse Therapie. Ablative Verfahren haben auch in dieser Konstellation einen gewissen Stellenwert.

f) Tumornachsorge

Alle Betroffenen müssen regelmäßig im Rahmen einer Tumornachsorge betreut werden, da das Risiko einer neuerlichen Tumorentstehung hoch ist. Nur in Einzelfällen bleiben Betroffene, die einmal einen Nierentumor entwickelt haben, über mehr als 10 Jahre tumorfrei. Es sollten jährliche MRT-Untersuchungen durchgeführt werden. Bei längerfristiger Tumorfreiheit kann das Nachsorgeintervall auch verlängert werden. Eine klare Regelung zu Zeitintervallen in der Nachsorge ist leider nicht gegeben.

Einige Rezidivtumoren zeigen jedoch bereits im Verlauf eines Jahres Größen- oder Volumenverdopplungen oder sogar darüber hinaus gehende Wachstumsraten. Bei diesen Betroffenen ist das Risiko einer Metastasierung größer. Daher sollte aufgrund der Wachstumsgeschwindigkeit entschieden werden, ob sechsmonatliche Nachsorgeintervalle gewählt werden. Um dies besser zu erfassen, wird die Berechnung des Volumens und nicht nur des größten Tumordurchmessers empfohlen.

5. Phäochromozytome

Prof. Dr. Dr. h.c. Walz, Essen

5.1 Zusammenfassung

Phäochromozytome sind fast immer gutartige, stresshormonbildende Tumoren der Nebennieren. Wenn sie außerhalb des eigentlichen Nebennierengewebes liegen, werden sie Paragangliome oder extraadrenale Phäochromozytome genannt. Etwa jede:r fünfte VHL-Betroffene entwickelt im Laufe des Lebens ein Phäochromozytom. Phäochromozytome und Paragangliome verursachen typischerweise anfallsartige Beschwerden wie Kopfschmerzen, Schweißattacken und Herzrasen. In diesen Phasen, bei manchen Betroffenen aber auch dauerhaft, kommt es zu erhöhtem Blutdruck. Die Diagnostik besteht aus Laboruntersuchungen und einer Bildgebung, meist einer MRT- oder CT-Untersuchung. Im Labor werden die Stresshormone (Adrenalin, Noradrenalin, Metanephrin und Normetanephrin) bestimmt. Ist ein Phäochromozytom erkannt, kann es gegebenenfalls durch weitere nuklearmedizinische Verfahren (MIBG-Szintigraphie oder DOPA-PET) bestätigt werden oder es können mit diesen Verfahren auch Zweittumoren ausgeschlossen werden. Die Behandlung von Phäochromozytomen und Paragangliomen ist heute die minimal-invasive operative Entfernung in spezialisierten Zentren.

5.2 Grundlagen

Das vegetative oder autonome Nervensystem steuert eine Vielzahl unbewuss-ter Vorgänge des Körpers. Die Nebennieren, speziell das Mark der Nebennieren, sind hiervon ein wichtiger Bestandteil. Die Nebennieren sind etwa 3 x 3 x 1 cm im Durchmesser große Organe, die den beiden Nieren aufsitzen.

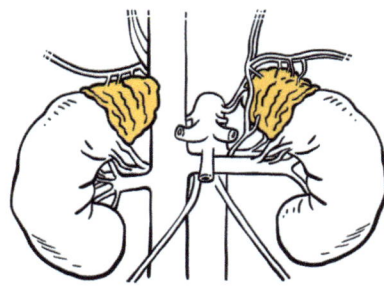

Abbildung 1: Schematische Darstellung der Nebennieren

Die Nebennieren bestehen aus einem Mark- und einem Rindenanteil. Tumoren, die sich aus dem Nebennierenmark entwickeln, heißen Phäochromozytome. Dem Nebennierenmark ähnliche Gewebestrukturen gibt es an vielen Stellen im Körper, insbesondere im hinteren Bauchraum und Brustraum, in der Regel in unmittelbarer Nähe der großen Blutgefäße. Diese meist sehr kleinen Strukturen nennt man Paraganglien. Wenn sich hieraus Tumoren entwickeln, nennt man diese Paragangliome oder extraadrenale Phäochromozytome. Phäochromozytome und Paragangliome sind zu über 95 % gutartig, d.h. sie bilden keine Tochtergeschwülste, sogenannte Metastasen.

Phäochromozytome und Paragangliome produzieren Stresshormone (Adrenalin und Noradrenalin) im Überfluss. Dadurch sind sie kreislaufaktiv. Massive Blutdrucksteigerungen können lebensgefährlich sein und zu Herzversagen und Hirnblutungen führen.

5.3 Häufigkeit

Phäochromozytome und Paragangliome sind insgesamt selten und kommen sowohl ohne familiären Hintergrund als auch im Rahmen von erblichen Erkrankungen, insbesondere bei der VHL-Krankheit, vor. Etwa 90 % der Phäochromozytome entstehen in den Nebennieren. Paragangliome sind in der Nähe der Nebennieren oder entlang der Blutgefäße (Aorta, Vena cava, Nierengefäße) im rückwärtigen Bauchraum lokalisiert. Im Brustkorb gelegene Paragangliome sind Raritäten. Bei jedem fünften VHL-Betroffenen zeigen sich im Laufe des Lebens Phäochromozytome. Das heißt, dass die überwiegende Zahl der VHL-Betroffenen nie derartige Tumoren entwickeln. Phäochromozytome kommen bei beiden Geschlechtern in etwa gleichem Maße vor. Sie treten in allen Altersgruppen auf, bevorzugt aber zwischen dem 10. Und 55. Lebensjahr (80 %). Jüngste Betroffene können im Vorschulalter sein, manchmal aber werden diese Tumoren auch erst nach dem 80. Geburtstag entdeckt. Wenn Betroffene ein Phäochromozytom entwickelt haben, ist die gegenüber liegende Nebenniere im Laufe des Lebens zu 40 % ebenfalls betroffen.

5.4 Symptome

Phäochromozytome produzieren die Stresshormone Noradrenalin und/oder Adrenalin im Überschuss und geben sie in die Blutbahn ab. Oft geschieht dies phasenweise. Die Krankheitszeichen treten deshalb typischerweise attackenartig auf. Schweißausbrüche, Kopfschmerzen und ein Herzklopfen führen die Betroffenen zum Arzt. Häufig sind die Attacken mit hohem Blutdruck schon nach wenigen Minuten vorbei, so dass sich beim Arztbesuch nichts findet. Neben diesen „klassischen" Symptomen verursachen Phäochromozytome sehr viele weitere Krankheitszeichen wie Störungen der Darmtätigkeit mit Erbrechen oder Durchfall und Gewichtsverlust, Störung der Urinproduktion mit vermehrtem Durst und Wasserlassen, Störung des Nervensystems mit Zittern, Angstzuständen und Depressionen und Störung des Stoffwechsels mit Hitzegefühl und Erhöhung des Blutzuckers. Gefahren drohen den Betroffenen wegen der Herzbelastung und des stark erhöhten Blutdrucks durch Herzversagen oder Hirnblutung. Bösartige (maligne) Phäochromozytome mit Metastasen sind bei der VHL-Erkrankung extrem selten.

5.5 Diagnostik

Die Diagnostik besteht zum einen in der Messung der Stresshormone, zum anderen im Nachweis der Tumoren als Raumforderungen.

Stresshormone oder Katecholamine umfassen Adrenalin, Noradrenalin sowie deren Abbauprodukte Metanephrin und Normetanephrin, die im 24-Stunden-Urin oder im Blut-Plasma gemessen werden können. Sind diese Werte deutlich erhöht, gibt es an dem Vorliegen eines Phäochromozytoms oder Paraganglioms keinen Zweifel. Dabei gilt das Normetanephrin im Blut gemessen als der beste Messwert zur Erkennung dieser Tumoren.

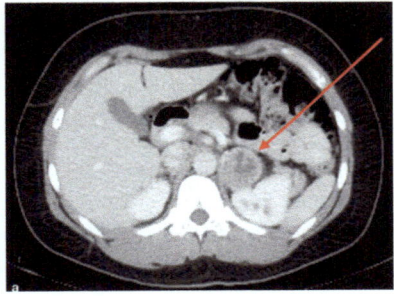

Abbildung 2: Phäochromozytom der linken Nebenniere (Pfeil).
a: Computertomographie (CT)
b: Magnetresonanztomographie (MRT)
c: DOPA-Positronen-Emissions-Tomographie (DOPA-PET)
d: MIBG-Szintigraphie zeigt 4 Tumore: ein Phäochromozytom (Phäo) der linken Nebenniere und drei Paragangliome (Para). Alle wurden minimal-invasiv entfernt.

Die Computertomographie (CT) und die Magnetresonanztomographie (MRT) sind die geeigneten Methoden zur Auffindung von Phäochromozytomen und Paragangliomen (Abbildung 2 a, b; Abbildung 3). Die CT bietet die genaueste Darstellung der Anatomie, die MRT hat den Vorteil fehlender Strahlenexposition und kann mit Hilfe bestimmter Geräteeinstellungen sogar die Diagnose eines Phäochromozytoms beweisen. Da mehr als 95 % der Phäochromozytome und Paragangliome im Bauchraum lokalisiert

sind, reicht eine CT- oder MRT-Untersuchung dieser Region aus.

Phäochromozytome und Paragangliome lassen sich auch durch nuklearmedizinische Verfahren darstellen (Abbildung 2c). Diesen Untersuchungen kommt jedoch nur die Rolle der Bestätigung bzw. des Nachweises oder Ausschlusses von Mehrfachtumoren zu (Abbildung 2d). Zum Einsatz kommen die Meta-iodobenzylguanidin (MIBG)-Szintigraphie und die DOPA-Positronen-Emissions-Tomographie (DOPA-PET).

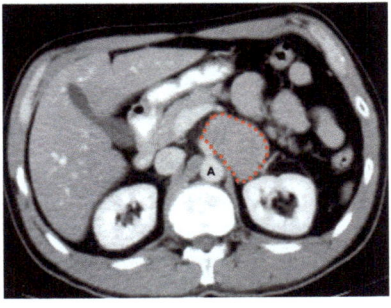

Abbildung 3: Klassisches Hämangioblastom im Rückenmark mit assoziierter Zyste

5.6 Therapie und Prognose

a) Allgemeines

Die Behandlung eines Phäochromozytoms ist die operative Entfernung.

Die früher übliche spezielle medikamentöse Vorbehandlung zur Blockade der Wirkung der Stresshormone während der Operation ist heute in vielen Spezialzentren verlassen worden, weil sie sich als überflüssig oder sogar schädlich erwiesen hat. Nichtsdestotrotz sollten bisher verordnete Blutdruckmedikamente bis zur Operation eingenommen werden.

Die minimal-invasiven Operationsmethoden („Schlüsselloch-Operation") sind heute absolute Standardverfahren. Dabei kann von Expert:innen nahezu jedes Phäochromozytom oder Paragangliom so entfernt werden. Der große Vorteil dieser modernen Operationstechniken ist die extrem schnelle Erholung nach dem Eingriff, wobei die meisten Betroffenen bereits nach 2-3 Tagen wieder nach Hause entlassen werden können. Der Kniff ist, dass mit einer wenige Millimeter großen Kamera in den Körper geschaut wird und die Geschwulstgewebe mit ebenso kleinen Instrumenten ausgelöst werden. Dabei sollte die Operation möglichst organerhaltend durchgeführt werden, weil beide Nebennieren Phäochromozytome entwickeln können.

Nach der Operation verschwinden alle Beschwerden schlagartig. Wenn nach einer Operation zu wenig Nebennierenrindengewebe verblieben ist, zum Beispiel, weil große Teile beider Nebennieren entfernt werden mussten, sollte ein sogenannter ACTH-Test durchgeführt werden. Dieser zeigt an, ob ausreichend funktionierendes Gewebe vorhanden ist, d.h. ob die lebenswichtigen Hormone der Glukokortikoide und Mineralokortikoide genug produziert werden.

Falls der ACTH-Test zeigt, dass die Nebennierenrinde nicht mehr funktionstüchtig ist, müssen lebenslang Medikamente (Steroidsubstitution) eingenommen werden. Nach der Operation an einer Nebenniere kann ein Hormonmangel nicht entstehen, wenn die Gegenseite gesund ist.

b) Phäochromozytome und Schwangerschaft

Phäochromozytome werden bisweilen in der Schwangerschaft entdeckt und stellen eine Gefährdung von Mutter und Kind dar. Durch die Ausdehnung des größer werdenden Kindes kann es zu lebensbedrohlichen Bluthochdruckkrisen kommen. Die Behandlung ist in dieser besonderen Situation dieselbe wie sonst auch, es wird also operiert. Dabei ist eine Operation im ersten Drittel der Schwangerschaft zu vermeiden, um dem Kind in seiner Entwicklung nicht zu schaden. Der Eingriff sollte möglichst im mittleren Schwangerschaftsdrittel durchgeführt werden.

c) Bösartige Phäochromozytome

Bösartige Phäochromozytome sind bei VHL-Betroffenen äußerst selten. Aber auch in solchen Situationen ist das oberste Ziel der Behandlung die Entfernung aller Tumoren, also auch der Metastasen. Falls dies nicht möglich ist, kommt in erster Linie eine nuklearmedizinische Therapie (z.B. 131Jod-MIBG) in Frage. Eine medikamentöse Chemotherapie ist nur ausnahmsweise zu erwägen, dann nämlich, wenn Operation oder Radiotherapie nicht angewendet werden können.

6. Manifestationen in der Bauchspeicheldrüse

Prof. Dr. Hörsch und PD Dr. Kämmerer, Bad Berka
Prof. Dr. Krause und Prof. Dr. Lamprecht, Rostock

6.1 Zusammenfassung

Bei vielen VHL-Betroffenen (77,2 %) treten im Verlauf der Erkrankung zystische oder solide Tumore in der Bauchspeicheldrüse auf. Die häufigsten Veränderungen sind mit 91,1 % Zysten. In der Regel sind diese gutartig und müssen nur behandelt werden, wenn sie Beschwerden verursachen. Zysten treten meistens mehrfach auf (87,5 %). In wenigen Fällen kommen auch Zysten vor, die entarten können (10 %) und als zystische neuroendokrine Neoplasien(NEN) (4 %). Gutartige zystische Tumore sind die serösen Zystadenome, die bei 11 % aller VHL-Betroffenen gefunden werden. Neuroendokrine Neoplasien (NEN) treten im Pankreas bei 8-17 % der VHL-Betroffenen auf und kommen bei 39 % mehrfach vor. Die pankreatischen NEN haben das Potential zu entarten und können sich daher wie ein bösartiger Tumor entwickeln und in benachbarte Organe einwachsen oder Tochtergeschwülste bilden. Die besten Kriterien um dieses Risiko abzuschätzen sind Größe, Lage, Wachstumsgeschwindigkeit und Art der VHL-Genveränderung. Die Indikation zur Beobachtung oder Operation, einschließlich der Wahl des Operationsverfahrens, muss individuell anhand des individuellen Risikoprofils des betroffenen Menschen gestellt werden. Im Falle einer Operation sollte diese so organschonend wie möglich aber auch so radikal wie nötig erfolgen. Je nach Lage des Tumors gibt es verschiedene organerhaltende Operationstechniken. Eine komplette Entfernung der Bauchspeicheldrüse sollte jedoch möglichst vermieden werden. Der chirurgische Eingriff sollte in einem spezialisierten Zentrum erfolgen, das über ausreichend Erfahrung und Sicherheit bei der operativen Therapie verfügt und auch über Expertise bei der Behandlung von Komplikationen.

6.2 Grundlagen

a) Funktion der Bauchspeicheldrüse

Das Gewebe der Bauchspeicheldrüse besteht aus einem exokrinen und einem endokrinen Anteil. In ihrem exokrinen Teil werden täglich etwa 1,5 Liter Pankreassaft gebildet, der über das Gangsystem der Bauchspeicheldrüse in den Zwölffingerdarm abgegeben wird. Das Sekret enthält verschiedene Verdauungsenzyme, die notwendig sind, um die einzelnen Nahrungsbestandteile wie Zucker und Eiweiße aufzuspalten und um Nahrungsfette aufnehmen zu können. Im endokrinen Teil produziert die Bauchspeicheldrüse in besonderen Zellen, den so genannten Inselzellen, verschiedene Hormone, u.a. Insulin und Glukagon, die den Blutzuckerspiegel kontrollieren.

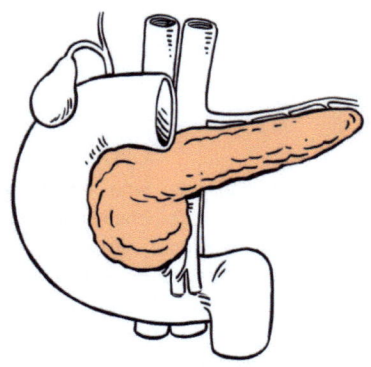

Abbildung 1: Schematische Darstellung der Bauchspeicheldrüse.

b) Veränderungen der Bauchspeicheldrüse bei VHL

Histologisch (also in der feingeweblichen Ausprägung) und in der Bildgebung lassen sich bei VHL-Betroffenen verschiedene Formen von Tumoren und Zysten unterscheiden.

Pankreas-Zysten

Die häufigsten Veränderungen im Bereich der Bauchspeicheldrüse sind einfache Zysten, also mit Flüssigkeit gefüllte Hohlräume, die mit einer inneren Haut ausgekleidet sind. In aller Regel sind diese Zysten gutartig und entarten nicht. In einer Untersuchung der Mayo Klinik in Rochester an 48 VHL-Betroffenen und Zysten des Pankreas wurden jedoch in 10% aller Betroffenen Zysten mit Schleimbildung (muzinöse Zysten), die entarten können und in 4% der Betroffenen zystische neuroendokrine Neoplasien gefunden. In dieser Untersuchung konnte keine Entartung der Zysten gefunden werden. Allerdings sollten die behandelnden Ärzt:innen die Kriterien für eine mögliche Malignität der Zysten kennen (siehe unten).

Zu den zystischen Veränderungen, die entarten können, gehören die Seitengang-IPMN. IPMN steht für intraduktale papillär-mucinöse Neoplasie. Es handelt sich um Neubildungen, die ihren Ausgang im Gangsystem der Bauchspeicheldrüse haben und einen bösartigen Charakter annehmen können. Seitengang-IPMN gelten jedoch prinzipiell als Niedrig-Risiko-Veränderungen.

Serös zystische Neoplasien (Seröse Zystadenome)

Serös zystische Neoplasien (SCN) oder seröse Zystadenome bestehen meist aus mehreren kleineren, traubenähnlich gruppierten, zystischen Veränderungen. Die Zystenwände sind durch Zellen ausgekleidet und häufig von kleinen Scheidewänden (Septen) durchzogen und lassen sich durch diese Besonderheiten in den bildgebenden Verfahren einfach nachweisen. Sie sind grundsätzlich gutartig und entarten nur sehr selten.

Neuroendokrine Neoplasien (NEN) des Pankreas

Die neuroendokrinen Neoplasien (NEN) gehen von den Inselzellen der Bauchspeicheldrüse aus, also von den endokrinen, hormonproduzierenden Zellen. Nach der Klassifikation der Weltgesundheitsorganisation (WHO) aus dem Jahr 2019 wird der Überbegriff der neuroendokrinen Neoplasien für diese Tumoren benutzt. In Abhängigkeit von der Wachstumsgeschwindigkeit (der so genannten Proliferationsrate) werden neuroendokrine Tumoren (NET) von neuroendokrinen

Carcinomen (NEC) unterschieden. Die Proliferationsrate wird mit einer Anfärbung durch einen Antikörper nachgewiesen, der wachsende Zellen markiert (Ki67 oder MIB1) oder anhand der Anzahl der Zellteilungsfiguren (Mitosen). Je nachdem wie viel % der untersuchten Tumorzellen sich in Zellteilung befinden (proliferieren), werden die in der Regel langsam wachsenden NET in zwei Gruppen unterteilt und als G1 benannt, wenn weniger als 3 % der Tumorzellen proliferieren (NET G1) bzw. als G2, wenn die Proliferationsrate zwischen 3 und 20 % liegt (NET G2). Schnell wachsende NEN, die eine Proliferationsrate von mehr als 20 % aufweisen, werden in die gut differenzierten NET G3 und die schlecht differenzierten neuroendokrinen Karzinome (NEC G3) unterteilt (Tabelle 1). Da die bei VHL vorkommenden NEN der Bauchspeicheldrüse in aller Regel gut differenzierte und eher langsam wachsende Neuroendokrine Tumoren der Gruppe G1 oder G2 sind, wird meist der Begriff des Neuroendokrinen Tumors (NET) des Pankreas oder pNET gebraucht.

HPF: Mikroskopisches Sichtfeld unter hoher Vergrößerung, NET G3 haben in der Regel einen Ki67 Index von unter 50%

Die Einteilung der Tumorbiologie anhand des WHO-Schemas korreliert gut mit dem klinischen Verlauf. Das WHO-Schema konzentriert sich jedoch vor allem auf biologische Eigenschaften des Tumors, eine genaue Erfassung der Tumorausbreitung kann dadurch jedoch nicht erreicht werden. Die Ausbreitung der pankreatischen NEN erfolgt seit 2006 durch ein Tumor-Nodus-Metastasen (TNM) System. Das TNM-System beschreibt die Größe des Primärtumors, das ist der Tumor von dem die Erkrankung ihren Ausgang nimmt, durch eine Einteilung von T1 bis T4. Das N-Stadium beschreibt die Anwesenheit von Tochtergeschwülsten (Metastasen) in Lymphknoten durch N1. Sind die Lymphknoten nicht befallen, wird dies als N0 bezeichnet. Tochtergeschwülste in anderen Organen (Fernmetastasen) werden als M1 klassifiziert, während M0 anzeigt, dass weitere Organe nicht befallen sind.

Die Kombination des T, N und M Status wird zur Einteilung der Tumorerkrankung in 4 Stadien verwendet, wobei die Ausbreitung des Tumors von Stadium 1 bis 4 zunimmt. Der Nachweis von Fernmetastasen (M1) ist immer mit einem Stadium 4 verbunden.

Tabelle 1: WHO Einteilung der NEN (2019)

Grad	Differenzierung	Mitosen/Ki-67
1 niedrig (NET)	Gut differenziert	< 2 Mitosen/10HPF < 3% Ki67 Index
2 intermediär (NET)	Gut differenziert	2-20 Mitosen/10HPF 3-20% Ki67 Index
3 hoch (NET)	Gut differenziert	>20 Mitosen/10HPF >20% Ki67 Index
Neuroendokrines Karzinom (NEC)	Schlecht differenziert Großzellig (LCNEC) Kleinzellig (SCLC)	>20 Mitosen/10HPF >20% Ki67 Index

Im Gegensatz zu den nicht-erblichen (sporadisch) auftretenden NET oder den NET bei anderen erblichen Tumorsyndromen produzieren die NET bei VHL-Betroffenen in der Regel keine Hormone, sie sind „endokrin inaktiv". Bei den VHL-Betroffenen der Typen 1 und 2B ist ein Auftreten der Läsionen häufiger zu verzeichnen (siehe hierzu auch Kapitel 1 Übersicht). Die Aktivierung des sogenannten mTOR Signalwegs in der Zelle (eines Signalweges der den Stoffwechsel und das Wachstum der Zellen beeinflusst) ist bei VHL in der Entstehung der NET des Pankreas beteiligt. Die Mutation im VHL-Gen führt zu einer Aktivierung von weiteren Wachstumsfaktoren, unter anderem VEGF, der die Bildung von neuen Blutgefäßen anregt. Dies erklärt, warum die pankreatischen NEN bei VHL in der Regel viele Blutgefäße aufweisen (hypervaskularisiert). Dies ist ein wichtiger Faktor für die Diagnose dieser Tumore. Bedeutsam können auch Chromosomenstrukturverluste oder die Abblockung von sog. Tumorsuppressorgenen sein. Molekularbiologische Faktoren werden in Zukunft möglicherweise zur Risikoeinschätzung eine zunehmende Rolle spielen. Die Mutationen in den Codons 161 und 167 im Exon 3 des VHL-Gens werden dafür in Behandlungsempfehlungen bereits heute schon hinzugezogen.

In der Regel handelt es sich bei den NEN des Pankreas um langsam, teilweise über Jahre wachsende Tumoren. Sie wachsen, insbesondere wenn sie klein sind, nur selten in benachbarte Organe ein und verursachen dann selten Tochtergeschwülste (Metastasen) in umgebende Lymphknoten oder andere Organe. Generell haben jedoch alle NEN ein malignes Potential, das heißt sie können alle Eigenschaften eines bösartigen Tumors entwickeln.

6.3 Häufigkeit

Bei VHL-Betroffenen finden sich sehr häufig Veränderungen in der Bauchspeicheldrüse. Sie treten in ca. 77 % auf, nicht selten in kombinierter Form. Von diesen Veränderungen sind 91,1 % seröse Zysten, von denen sich häufig gleichzeitig mehrere finden lassen. In 11 % treten sogenannte serös zystische Neoplasien (SCN) oder seröse Zystadenome auf. In einer jüngeren Untersuchung wurden erstmals auch Seitengang-IPMN bei 10 % der untersuchten VHL-Betroffenen gefunden und zystische neuroendokrine Neoplasien bei 4 %.

Zwischen 8-17 % der VHL-Betroffenen entwickeln neuroendokrine Neoplasien, die bei 39 % der Betroffenen auch multipel vorkommen können.

6.4 Symptome

Meist werden Veränderungen der Bauchspeicheldrüse bei den routinemäßigen bildgebenden Kontrollen des Bauchraumes entdeckt. Nur sehr selten verursachen sie und dann in der Regel auch nur diskrete und unspezifische Beschwerden. In erster Linie treten diese bei größeren Zysten auf, die mechanisch Probleme im Bereich benachbarter Organe verursachen oder einen Abfluss der Galle und der Verdauungssekrete über das Gangsystem der Bauchspeicheldrüse verhindern.

6.5 Diagnostik

a) Allgemeines

VHL-Betroffene sollten grundsätzlich in einem Zentrum mit Erfahrung bei dieser Erkrankung überwacht werden. Betroffene mit einer Veränderung, die auf einen pankreatischen neuroendokrinen Tumor hindeutet, sollten in einem Zentrum überwacht werden, das sowohl Erfahrung mit VHL hat als auch neuroendokrinen Neoplasien, vor allem bei einer Tumorgröße von mehr als 1,5 cm, einem Wachstum zwischen zwei Untersuchungen und dem Verdacht auf Tochtergeschwülste (Metastasen).

Allgemein richten sich die Empfehlungen zur Diagnose und Überwachung von VHL-assoziierten pankreatischen NEN nach den deutschen Leitlinien und dem internationalen Konsensus Statement für das Management von pankreatischen Läsionen bei VHL-Betroffenen.

b) Magnetresonanztomographie und Computertomographie

Die Magnetresonanztomographie hat bei der Diagnostik und bildgebenden Verlaufskontrolle von Veränderungen der Bauchspeicheldrüse bei VHL-Betroffenen den größten Stellenwert (Abbildung 2).

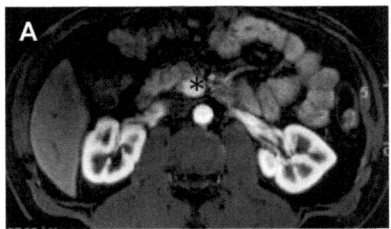

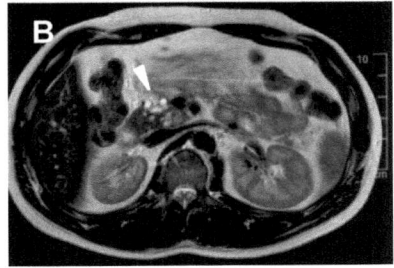

Abbildung 2. A: Neuroendokrine Neoplasie (Asterix) mit Kontrastmittelaufnahme in der arteriellen Phase als Hinweis auf eine Hypervaskularisation. Der Tumor befindet sich zwischen Pankreaskopf und Pankreaskörper. T1 Sequenz mit Kontrastmittel. B: Mehrere Zysten im Pankreaskopf (Pfeilköpfe) ohne Hinweis auf eine mögliche Entartung. T2 Sequenz.

Die technische Weiterentwicklung der letzten Jahre und spezielle Untersuchungsprotokolle haben dazu geführt, dass die MRT zur Lokalisationsdiagnostik von NEN der Bauchspeicheldrüse aufgrund ihres hohen Weichteilkontrastes eine sehr gute Sensitivität (Empfindlichkeit) aufweist. Im MRT mit hoher Magnetfeldstärke (3 Tesla) und schnellen T1- und -2 gewichteten Sequenzen unter Verwendung von gewebespezifischen Kontrastmitteln ist eine hochauflösende Darstellung des Pankreas möglich, mit einer Sensitivität (Empfindlichkeit) für die Detektion von NEN von 80 bis 100 %. Insbesondere kleinere Läsionen scheinen in der MR-Tomographie sehr gut auffindbar (detektierbar) zu sein. Auch die Lagebeziehung des Tumors zum Pankreasgang (was im Falle einer eventuellen Operation bedeutsam sein kann) lässt sich mittels hochauflösender Magnetresonanz - Cholangiopankreatikographie (MRCP), also der gezielten Darstellung des Gallen – und Pankreasgangsystems mittels MRT, beurteilen. Die MRCP ist das Untersuchungsverfahren der Wahl für die Detektion und die Verlaufsuntersuchungen von IPMN.

Es ist von Vorteil, wenn die Untersuchung von diesbezüglich erfahrenen Röntgenärzt:innen an modernen MRT-Geräten durchgeführt wird. Um eine möglichst gute Vergleichbarkeit der bildgebenden Diagnostik im Zeitverlauf zu ermöglichen, sollten die Untersuchungsmodalitäten (Gerätetyp, Untersuchungsprotokolle, Röntgeninstitut) möglichst konstant gehalten werden.

Wenn ein MRT nicht verfügbar ist oder nicht durchgeführt werden kann, ist ein Mehrphasen-CT mit Kontrastmittel sinnvoll (Abbildung 3).

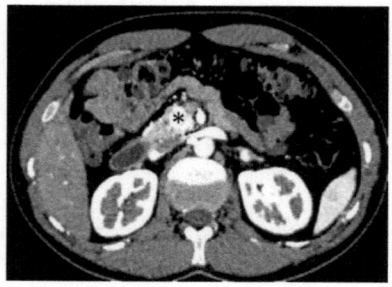

Abbildung 3: NEN des Pankreaskopfes mit verstärkter KM Aufnahme (Asterix). CT mit KM in der arteriellen Phase.

c) Endosonographie

Ein weiteres bildgebendes Verfahren ist die sogenannte Endosonographie, also die Untersuchung der Bauchspeicheldrüse mittels Ultraschallgerät, das in ein Endoskop integriert ist. Bei dieser Untersuchung wird - wie bei einer Magenspiegelung - ein dünner und flexibler Schlauch (Endoskop) durch den Mund bis in den Magen und Zwölffingerdarm vorgeschoben. Am Ende des Endoskops befindet sich eine kleine Ultraschallsonde. Aufgrund der engen räumlichen Lagebeziehung der Bauchspeicheldrüse zu Magen und Zwölffingerdarm können mit diesem Verfahren selbst sehr kleine Veränderungen dargestellt werden. Die Endosonographie weist für den Nachweis kleiner NEN die höchste diagnostische Sensitivität auf. Zudem ermöglicht sie eine sehr genaue Beurteilung der Lagebeziehung der Tumoren zum Pankreasgangsystem. Falls für die weitere klinische Entscheidung wichtig, kann bei dieser Untersuchung mit einer feinen Nadel Gewebe für die feingewebliche Untersuchung entnommen werden. Die Qualität der Endosonographie hängt von der Erfahrung der untersuchenden Person ab, was auch die Vergleichbarkeit und Wiederholbarkeit der Ergebnisse verschiedener Untersucher:innen beeinträchtigt. Sie ist daher keine flächendeckend und breit verfügbare Diagnosemethode. Zudem erfordert sie in der Regel eine Kurznarkose für die Dauer der Untersuchung (ähnlich wie bei einer normalen Magenspiegelung). Sie wird daher für die routinemäßige Verlaufskontrolle bei VHL-Betroffenen eher selten eingesetzt. Nicht zuletzt, da auf ein MRT des Bauchraumes dadurch in der Regel nicht verzichtet werden kann. Für spezielle Fragestellungen, insbesondere auch für den gelegentlich notwendigen Fall der Entnahme einer Gewebeprobe oder bei der Planung einer Operation, kann sie jedoch eine wertvolle Ergänzung sein.

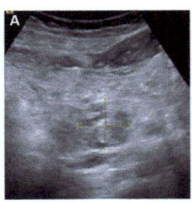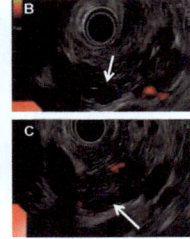

Abbildung 4: NEN im Kopf der Bauchspeicheldrüse im abdominellen Ultraschall (Markierungen, A) sowie im endoskopischen Ultraschall (Pfeil, C). In B werden blande Zysten der Bauchspeicheldrüse im endoskopischen Ultraschall dargestellt (Pfeil).

d) Somatostatin-Rezeptor Bildgebung (Octreotide-Szintigraphie und z.B. Ga-68 DOTATOC-PET/CT)

Für den bildgebenden Nachweis von NEN nutzt man die Tatsache aus, dass 80-90 % aller NEN auf ihrer Zelloberfläche sogenannte Somatostatin-Rezeptoren aufweisen. Dabei handelt es sich um Eiweißmoleküle, an die bestimmte Hormone nach dem Schlüssel-Schloss-Prinzip spezifisch binden und in die Zelle aufgenommen werden. Werden körpereigene Hormone (sogenannte Somatostatin-Analoga wie z.B. Octreotid mit Radionukliden) markiert (z.B. Indium-111, Tc-99m oder Gallium-68), so binden diese Radiopharmaka an den Rezeptoren, werden von der Tumorzelle aufgenommen (Internalisierung)

und können bildgebend entweder im Rahmen einer Somatostatinrezeptor-Szintigraphie (Indium-111-Pentetreotid- oder Octreotid-Szintigraphie, Tc-99m-Tektrotyd) oder als kombinierte Positronen-Emissions-Tomographie / Computertomographie (Gallium-68-DOTATOC-PET/CT, Gallium-68-DOTATATE-PET/CT) nachgewiesen werden.

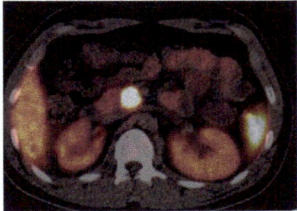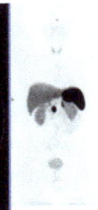

Abbildung 5: Somatostatinrezeptor PET/ CT mit Gallium-68 DOTATOC einer NEN der Bauchspeicheldrüse (helle Farbe). Gleicher Patient wie in Abbildung 2. Links die fusionierten Bilder des PET mit einer Ct Untersuchung, rechts die Ganzkörperprojektion (MIP), die eine einzelne Raumforderung in der Bauchspeicheldrüse zeigt, hier als dunkle Projektion.

Das 68-Gallium-DOTATOC-PET/CT stellt dabei eine Weiterentwicklung der klassischen Somatostatinrezeptor-Szintigraphie dar. Durch eine deutlich verbesserte Ortsauflösung können hier auch kleine Veränderungen von unter 1 cm teilweise ortsgenau nachgewiesen und in Kombination mit einem CT entsprechend auch besser lokalisiert werden. Die Durchführung einer Somatostatinrezeptor-Bildgebung ermöglicht daher auch eine Diagnose der Art des Tumors. Zeigt eine Veränderung in der Bauchspeicheldrüse ein positives Signal in der Somatostatinrezeptor-Bildgebung, kann mit großer Wahrscheinlichkeit vom Vorliegen eines

NEN ausgegangen werden. Die Somatostatinrezeptorbildgebung ermöglicht zudem eine gute Aussage, ob bereits Tumorabsiedelungen eines NEN außerhalb der Bauchspeicheldrüse, zum Beispiel in umgebenden Lymphknoten oder anderen Organen wie der Leber vorliegen. Da dies in der Regel nur bei größeren NEN des Pankreas der Fall ist, kommt diese Untersuchungstechnik in erster Linie bei größeren NEN ab 2 cm zum Einsatz, insbesondere dann, wenn es Hinweise auf ein eher bösartiges Verhalten der Läsion gibt (wie schnelles Größenwachstum, unscharfe Begrenzung zu benachbarten Strukturen) und wenn eine operative Entfernung erwogen wird oder geplant ist (Abbildung 5).

e) Laborchemische Untersuchungen

NEN des Pankreas bei VHL-Betroffenen produzieren in der Regel keine Hormone, die im Blut oder Urin nachweisbar sind. Eine spezifische routinemäßige Hormondiagnostik ist daher hier nicht erforderlich. NEN können jedoch andere Gewebemarker produzieren, die dann im Blut nachweisbar sind. Dazu gehören das Chromogranin A und das pankreatische Polypeptid (PP).

Chromogranin A ist der wichtigste Labormarker für Neuroendokrine Tumoren, da es in 70-80 % bei Patient:innen mit NEN erhöht ist. Negative Laborwerte schließen eine NEN jedoch auch nicht aus. Chromogranin A ist zwar ein empfindlicher Parameter, eine Erhöhung wird jedoch auch bei einer Reihe von anderen Erkrankungen (Herz- und Leberschwäche, Nierenerkrankungen) oder unter der Einnahme von bestimmten Medikamenten (Magensäureblocker, sogenannten Protonenpumpeninhibitoren) beobachtet, so dass eine Bestimmung nur bei gesicherter Diagnose einer NEN zur Verlaufskontrolle erfolgen sollte. Er eignet sich nicht als Suchparameter bei Verdacht auf eine NEN.

Das pankreatische Polypeptid (PP) kann in 50-70 % bei Patient:innen mit NEN des Pankreas nachgewiesen werden. Die Bestimmung im Blut ist jedoch technisch aufwändiger und nur in speziellen Laboren verfügbar. Es wird daher, wenn überhaupt, meist bei Menschen mit NEN bestimmt, bei denen Chromogranin A nicht nachweisbar ist. In diesen Fällen kann es alternativ zur Verlaufskontrolle herangezogen werden.

6.6 Therapie und Prognose

a) Allgemeines

Zysten sind in der Regel gutartig und bedürfen daher grundsätzlich keiner operativen Entfernung. Es ist ausreichend, ihren Verlauf, besonders denjenigen der serös zystischen Neoplasien (SCN), zu überwachen. Eine operative Entfernung kommt nur dann in Betracht, wenn sich aufgrund der Größe der serösen Zysten Beschwerden ergeben oder die SCN schnell an Größe zunehmen oder weitere Kriterien zeigen, die auf ein bösartiges Verhalten hindeuten. Die Beurteilung der VHL-assoziierten pankreatischen Zysten unterscheidet sich nicht von der Beurteilung der sporadischen Zysten und es müssen die gleichen Kriterien für eine Entartung herangezogen werden (Zystengröße mehr als 3 cm, verdickte Zystenwand, in der Zyste gelegene Knötchen von mehr als 5 mm, ein erweiterter (dilatierter) Pankreasgang, eine abrupte Veränderung im Durchmesser (Diameter) des Pankreasgangs und vergrößerte Lymphknoten).

NEN des Pankreas hingegen besitzen ein malignes Potential, das heißt, sie können sich wie ein bösartiger Tumor verhalten. Es gibt keine sicheren Diagnosemöglichkeiten, um festzustellen, ob ein NEN bereits als bösartig anzusehen ist oder noch gutartig ist.

Der beste Parameter, um dieses Risiko abzuschätzen, ist die Größe des Tumors, denn je größer er ist, desto wahrscheinlicher wird das Auftreten von Metastasen. Bei Tumoren bis 1 cm findet sich nur sehr selten eine Metastasierung. Auch die Mehrzahl der NET des Pankreas mit einer Größe von 2-3 cm weist bei Diagnosestellung noch keine Tumorabsiedelungen in andere Organe oder Lymphknoten auf. Ab einer Tumorgröße von 3 cm finden sich jedoch bereits bei 40 Prozent Metastasen. Da es sich dabei jedoch meist um Absiedelungen in benachbarte Lymphknoten handelt, können diese häufig noch effektiv durch eine Operation behandelt werden. Daher ist das rezidivfreie Langzeitüberleben, also der prozentuale Anteil an Betroffenen, bei denen der operativ entfernte Neuroendokrine Tumor langfristig nicht wiederkehrt, sehr hoch und beträgt nach 5 und 10 Jahren 95 und 88 Prozent. Dies hat dazu geführt, dass bei VHL-Betroffenen NEN in der Regel erst ab 3 cm operiert werden, da bei ihnen nicht selten mehrere NEN innerhalb der Bauchspeicheldrüse vorliegen bzw. diese im Laufe des Lebens immer wieder neu auftreten können und vielfache Operationen an der Bauchspeicheldrüse vermieden werden sollen. Zudem scheinen sich die NEN bei VHL-Betroffenen weniger

aggressiv zu verhalten als NEN bei Betroffenen ohne nachweisbare Genveränderung (sogenannte sporadische NEN). Der niedrigste Durchmesser eines mit VHL-assoziierten pankreatischen NEN mit Tochtergeschwülsten lag bei 2,8 cm.

Weitere Kriterien sind die Wachstumsgeschwindigkeit mit einer Verdoppelung des Tumorvolumens von weniger als 24 Monaten Sowie die Art der Genmutation. Untersuchungen konnten zeigen, dass VHL-Betroffene mit einem Gendefekt (Mutation) in Exon 3 des VHL-Gens ein höheres Risiko haben, dass sich NEN bösartig verhalten und metastasieren.

NEN des Pankreas sollten operativ entfernt werden, wenn der Tumor 3 cm oder mehr misst und keine individuellen Gründe oder Risikofaktoren vorliegen, die klar gegen eine Operation sprechen, denn eine Tumorgröße ab 2,8 cm gilt als Risiko für die Ausbildung von Tochtergeschwülsten (Metastasen). Bei pankreatischen NEN im Kopfbereich der Bauchspeicheldrüse sollte bereits bei einer Größe zwischen 2-3 cm eine Operation erwogen werden. Eine operative Entfernung sollte auch bei einer Größe zwischen 2 und 3 cm dann individuell erwogen werden, wenn insbesondere oben genannte weitere Risikofaktoren wie eine Mutation im Exon 3 des VHL-Gens vorliegen oder der Tumor eine Verdoppelungszeit von weniger als 24 Monaten aufweist. NEN, die kleiner als 2 cm sind, können in der Regel beobachtet werden.

Generell gilt, dass der optimale OP-Zeitpunkt eines NEN immer individuell für den einzelnen Menschen festgelegt werden muss. Das Risiko für Komplikationen bei einer Operation im Bereich der

Bauchspeicheldrüse ist dabei ein wichtiges Kriterium. Die Lage des Tumors innerhalb der Bauchspeicheldrüse und ob es sich um einen einzelnen oder mehrere Tumoren handelt sind mit entscheidend, welche Art der Operation und wann diese durchgeführt werden kann oder soll. Betroffene mit NEN des Pankreas sollten daher nur in Zentren behandelt und operiert werden, die über eine ausgewiesene Erfahrung in der Diagnostik und Therapie dieser Tumoren verfügen. Die Entscheidung für den richtigen Zeitpunkt einer OP und das zu wählende therapeutische Vorgehen sollte dabei idealerweise interdisziplinär zusammen mit allen beteiligten Fachdisziplinen in enger Abstimmung mit der betroffenen Person erfolgen.

b) Chirurgische Therapie

Um langfristig die Funktion der Bauchspeicheldrüse so weit wie möglich zu erhalten, sollten NEN des Pankreas im Falle einer Operation so organschonend wie möglich aber auch so radikal wie nötig entfernt werden. Kleinere (meist ≤ 3 cm), lokal gut begrenzte Tumoren ohne Hinweise für ein infiltratives Wachstum in benachbarte Organe, können meist organschonend entfernt werden (Enukleation). Mit der organschonenden Entfernung wird eine möglichst hohe Lebensqualität erhalten, ohne dass die Heilungschancen sinken. Die 5-Jahres-Überlebensraten in Stadien mit lokalisierter Erkrankung ohne Befall anderer Organe oder Metastasen liegt bei 95-100 %. Größere NEN und insbesondere bei Hinweisen auf eine Beteiligung benachbarter Organe oder dem Verdacht auf Absiedelungen in benachbarte Lymphknoten sollten onkologisch

radikal operiert werden. Gegebenenfalls ist im individuellen Fall jedoch auch hier noch ein organschonendes OP-Verfahren möglich und sollte geprüft werden. Ob die Operation offen oder minimal invasiv durchgeführt werden kann, hängt von der Expertise im Zentrum und der Lage der Tumore ab. Beide Verfahren gelten als gleichwertig.

Neben der Größe des Tumors spielt insbesondere seine Lage innerhalb der Bauchspeicheldrüse eine entscheidende Rolle bei der Festlegung des optimalen operativen Vorgehens. Je nach Lage gibt es verschiedene Pankreasgewebesparende Operationstechniken.

Bei der Enukleation liegt der Tumor so günstig, dass er aus der Bauchspeicheldrüse „herausgeschält" werden kann, ohne dass anderes Gewebe bzw. der Pankreashauptgang in Mitleidenschaft gezogen wird. Befindet sich der Tumor im Kopf der Bauchspeicheldrüse, sollte die sogenannte duodenumerhaltende Pankreaskopfresektion (z.B. Beger-Operation) durchgeführt werden. Bei dieser Operation werden die tumortragenden Anteile des Pankreaskopfes (mit dem Neuroendokrinen Tumor) unter Erhalt des Zwölffingerdarms (Duodenums), und damit auch des Magens und der Gallenblase mit unveränderter Passage des Mageninhaltes, chirurgisch entfernt. Der Gallengang muss geschont werden, damit der Abfluss der Gallenflüssigkeit in den Zwölffingerdarm nicht gestört wird. Dies ist technisch sehr anspruchsvoll. An den verbleibenden Pankreaskörper wird dann eine ausgeschaltete Dünndarmschlinge angenäht. Dieser Operationsteil ist besonders kompliziert, weil diese Verbindung zwischen Pankreas, seinem Gang und dem aufgenähten Dünndarm erheblichen Belastungen durch das aggressive Bauchspeicheldrüsensekret ausgesetzt ist. Die zweite Naht der Schlinge an den verbliebenen Pankreaskopfrest ist weniger risikoreich. Der noch gebildete Bauchspeichel wird darüber in den oberen Teil des Dünndarms zur Nahrung und dem Gallensekret zugeleitet, damit die Verdauung normal funktionieren kann. Die so operierten Betroffenen werden in der Regel nach der Operation nicht zuckerkrank (d.h. sie entwickeln keinen Diabetes mellitus). Ein Tumor im Pankreasschwanz kann mit der milzerhaltenden Linksresektion operiert werden. Bei dieser Operation wird ein mehr oder weniger großer Teil des Pankreasschwanzes bzw. -körpers entfernt. In der Regel wird der Pankreasgang an der Trennlinie verschlossen. Es wird versucht, bei dieser Operation die Milz zu erhalten, was mit chirurgischer Erfahrung gelingt. Eine Pankreas-Segmentresektion wird dann durchgeführt, wenn der Tumor im Körperbereich der Bauchspeicheldrüse liegt. Hierbei wird die Bauchspeicheldrüse vor und hinter dem Tumor durchtrennt. Anschließend werden die durchtrennten Teile über eine Dünndarmschlinge wieder miteinander verbunden.

Bei größeren NEN und insbesondere bei Hinweisen für ein aggressives Tumorverhalten sollten onkologisch radikale Operationstechniken eingesetzt werden. In diesen Fällen wird eine sorgfältige präoperative Lokalisations-Diagnostik empfohlen, die sinnvollerweise auch die Durchführung einer Somatostatinrezeptor-Bildgebung beinhaltet (gegebenenfalls auch eine Endosonographie), um genaue Informationen über möglicherweise bereits außerhalb der Bauchspeicheldrüse gelegene Tumorabsiedelungen zu erhalten.

Bei Tumoren im Pankreaskopf wird die sog. pyloruserhaltende partielle Duodenopankreatektomie (Traverso-Longmire Operation) durchgeführt. Liegt ein malignitätsverdächtiger NEN im Schwanz vor, erfolgt die onkologische Linksresektion mit Entfernung der Milz. Wenn Tumoren an mehreren Stellen in der Bauchspeicheldrüse vorkommen, muss gegebenenfalls eine komplette Entfernung des Pankreas (Pankreatektomie) stattfinden.

Zeigen sich bei NEN bereits Absiedelungen in umgebende Lymphknoten, können diese durch die oben genannten radikalen onkologischen Operationstechniken meist erfolgreich mit entfernt werden, so dass auch in diesen Fällen die Langzeit-Prognose meist sehr gut ist.

Wenn Betroffene eine Veränderung mit hohem Risiko aufweisen und nicht für eine Operation geeignet sind, kann eine mit endoskopischem Ultraschall durchgeführte Verödung mit Radiofrequenzablation oder einem gleichwertigen Verfahren erwogen werden.

Nach einer operativen Entfernung eines NEN müssen Langzeitverlaufskontrollen mittels MRT-Untersuchung (und Somatostatinrezeptorbildgebung) erfolgen. Bei bereits präoperativ erhöhten Neuroendokrinen Tumormarkern (Chromogranin A oder pankreatisches Polypeptid) sollten diese in der Nachsorge ebenfalls kontrolliert werden.

c) Zusammengefasste Empfehlungen zur

operativen Therapie von mit VHL-assoziierten pankreatischen NEN

- Bei VHL-Betroffenen mit einem pankreatischen NEN sollte eine operative Therapie ab einer Tumorgröße von 3 cm oder mehr erfolgen.
- Eine operative Therapie sollte erwogen werden, bei einer Tumorgröße zwischen 2-3 cm und einer Lage im Pankreaskopf.
- Eine operative Therapie sollte erwogen werden bei einer Tumorvolumenverdopplungszeit von weniger als 24 Monaten oder einer Exon 3 Mutation.
- Wenn Läsionen gewebesparend operiert werden können, sollte eine Enukleation gegenüber einer Resektion bevorzugt werden.
- Eine komplette Entfernung (Resektion) der Bauchspeicheldrüse sollte nur durchgeführt werden, wenn keine anderen Möglichkeiten zu einem Organerhalt möglich sind.
- Wenn eine Hochrisiko-Läsion eines VHL-assoziierten pankreatischen NEN (z.b. 3 cm oder größer) operativ entfernt wird, können kleinere Läsionen mit einem niedrigen Risiko verbleiben.
- Wenn Betroffene eine Läsion mit hohem Risiko aufweisen und nicht für eine Operation geeignet sind, kann eine mit endoskopischem Ultraschall durchgeführte Verödung mit Radiofrequenzablation oder einem gleichwertigen Verfahren erwogen werden.
- Bei VHL-Betroffenen mit pankreatischen Zysten, die Schmerzen oder eine Stauung des Gallengangs oder des Pankreasgangs verursachen, sollte eine Operation erwogen werden. Das Gleiche gilt für Betroffene mit Zysten, die Entartungskriterien aufweisen.
- Bei einer Stauung des Gallengangs oder des Pankreasgangs sollten Bypass-verfahren gegenüber einer Resektion bevorzugt werden.
- Bei Betroffenen mit Zysten mit Entartungskriterien sollte eine sparsame organerhaltende Operation mit Entfernung der regionalen Lymphknoten durchgeführt werden.
- Bei Betroffenen mit symptomatischen Zysten kann eine Drainage oder eine Ausstülpungsoperation (Marsupilation) erwogen werden.

Laks et al. 2021

d) Systemische Therapieverfahren bei metastasierten Tumoren

Liegen bereits Metastasen in weiter entfernten Lymphknoten oder anderen Organen wie der Leber vor, ist genau abzuwägen, ob eine Operation angezeigt ist. Durch eine Somatostatinrezeptor-Bildgebung sollte das Ausmaß der Metastasierung in andere Organsysteme erfasst werden. Zeigt sich bei guter Speicherung des Kontraststoffes im Tumor und in seinen Metastasen eine überschaubare Metastasierung, die operativ vollständig und ohne größeres Risiko entfernt werden kann, sollte eine OP in jedem Falle erwogen werden. Ist dies nicht sicher möglich, sollte zunächst eine Gewebeprobe aus einer gut zugänglichen Metastase (meist aus der Leber) gewonnen werden. In der feingeweblichen Untersuchung des Tumors kann dann mittels spezifischer Färbemethoden (Ki-67 oder MIB-1) der Anteil an Zellen dargestellt werden, die sich in Teilung befinden, also wachsen (proliferieren). Wie bereits ausgeführt, erlaubt dieser sogenannte „Proliferationsindex" eine Einteilung der NEN in 3 Gruppen (G1-3), die sich bezüglich der Aggressivität, der Wachstumsgeschwindigkeit und somit auch der Prognose unterscheiden. Die meisten mit VHL assoziierten pankreatischen NEN sind langsam wachsend und gut differenziert (G1-G2), die schneller wachsenden NET oder NEC G3 sind extrem selten.

Tumoren mit einem Proliferationsindex von weniger als < 3 % (NET - G1) weisen ein sehr langsames Wachstumsverhalten auf und können auch im fortgeschrittenen metastasierten Stadium teilweise über Jahre stabil sein oder nur wenig wachsen. Die meisten NEN des Pankreas zeigen einen Proliferationsindex von 3-20 % (NET - G2). Sie verhalten sich etwas aggressiver als NET G1 und können auch schneller wachsen. Bei beiden Gruppen (NET G1 und G2) sollte wegen der in der Regel noch guten langfristigen Prognose auch im metastasierten Stadium zunächst eine operative Entfernung erwogen werden. In Einzelfällen können Betroffene auch von einer Operation profitieren, wenn dadurch nicht alle Tumormanifestationen entfernt werden können. In jedem Fall muss die Operation dann jedoch in ein individuelles therapeutisches Gesamtkonzept eingebunden sein, da dann in der Regel neben der Operation noch weitere Therapieverfahren eingesetzt werden müssen. Generell gilt, dass Betroffene mit einem metastasierten NEN des Pankreas in einem diesbezüglich erfahrenen Zentrum behandelt werden müssen, da die Therapie dann in der Regel „multimodal" (verschiedene Therapiemöglichkeiten kombinierend) und interdisziplinär ausgelegt ist. Das bedeutet, dass an der Therapie mehrere Fachdisziplinen beteiligt sind (chirurgische, internistische, radiologische,

nuklearmedizinische, pathologische, strahlentherapeutische Abteilung), die dann gemeinsam in einer spezialisierten Tumorkonferenz und zusammen mit der Patient:in die optimale Therapiestrategie festlegen. Dabei müssen Begleiterkrankungen ebenso berücksichtigt werden, wie das Nebenwirkungsspektrum und die Verträglichkeit der Therapie.

In der Regel werden verschiedene Therapieverfahren wie medikamentöse Therapie, Operation, lokale Therapien im Bereich der Leber und Nuklearmedizinische Verfahren einzeln oder in Kombination angewendet. Die derzeit verfügbaren Therapien können dabei die Prognose auch im fortgeschrittenen inoperablen Metastasenstadium deutlich verbessern. Neben einer nebenwirkungsarmen antihormonalen Therapie mit sogenannten langwirksamen Somatostatinanaloga, die einmal im Monat als Depotspritze gegeben wird, kommen bei den NEN des Pankreas eine Reihe weiterer medikamentöser Therapieverfahren in Betracht. Neben einer in der Regel gut verträglichen Chemotherapie mit Streptozotocin oder Temozolomid sind seit einigen Jahren sogenannte molekular zielgerichtete Medikamente (Everolimus®, Sunitinib®) im Einsatz, die, in Tablettenform eingenommen, gezielt den Stoffwechsel der Tumorzellen beeinflussen und das Tumorwachstum verzögern können. Beide Medikamente sind auch für die Therapie von pankreatischen NEN zugelassen. Bei NEN, die in der Somatostatinrezeptorbildgebung eine deutliche Mehrspeicherung zeigen und somit auf der Oberfläche der Tumorzellen Somatostatinrezeptoren tragen, können Hormone, die an diese Rezeptoren binden (sogenannte Somatostatin-Analoga) mit einem radioaktiven Verbinder (Liganden) gekoppelt werden und so nach Aufnahme über den Rezeptor die Tumorzelle mittels Strahlung schädigen (sogenannte Peptid-Radio-Rezeptor-Therapie [PRRT] mit Lu-177-DOTATATE, Lu-177-DOTATOC). Bei den häufig vorkommenden Lebermetastasen können auch lokal ablative Therapieverfahren wie die transarterielle Chemoembolisation (TACE) oder die sog. selektive interne Radiotherapie (SIRT) eingesetzt werden. Hierbei wird über einen in der Leiste eingebrachten Katheter die Blutversorgung der Lebermetastasen mit mikroskopisch kleinsten Partikeln, die teilweise mit Medikamenten oder radioaktiven Partikeln beladen sind, gezielt unterbunden. Durch die in den letzten Jahren etablierten Therapieverfahren hat sich die Prognose für Betroffene mit metastasierten NEN kontinuierlich verbessert und ermöglicht heute in der Regel lange Überlebensraten bei guter Lebensqualität.

e) Systemische Therapie mit Belzutifan, einem HIF-Inhibitor

Bei VHL-Betroffenen ist das VHL-Gen verändert und die Produktion von pVHL gestört, das als Tumorsuppressor dient, also die bösartige Entartung von Zellen verhindert. In den Zellen von VHL-Betroffenen kommt es zu einer Häufung des HIF Proteinkomplexes, der die Tumorbildung fördert. Belzutifan (Welireg®) bindet an HIF-2alpha und inhibiert damit dessen tumorfördernde Wirkung. Belzutifan wurde in einer relativ kleinen Phase II Studie bei 61 VHL-Betroffenen eingesetzt und es konnte gezeigt werden, dass Belzutifan nicht nur das Wachstum der Nierenzelltumore bei etwas weniger als der Hälfte der Betroffenen bremst, sondern auch das

von VHL-assoziierten pankreatischen NEN bei immerhin 71% der Betroffenen. Weiterhin wirkte Belzutifan auch wachstumsbremsend auf Hämangioblastome des ZNS und der Augen. Belzutifan war gut verträglich, die häufigsten Nebenwirkungen waren Anämie und Fatique (Jonasch et al. 2021). Auf Grundlage dieser Daten wurde Belzutifan im August 2021 von der amerikanischen Arzneimittelbehörde zur Therapie von VHL-assoziierten Tumoren zugelassen. Aktuell werden mehrere Studien mit dem Medikament durchgeführt, vor allem bei Nierenzelltumoren. In Europa findet eine Studie bei Betroffenen mit fortgeschrittenen Phäochromozytomen/Paragangliomen und pankreatischen NEN statt.

7. Innenohrtumoren

Prof. Dr. Stummer, Münster

7.1 Zusammenfassung

Im Rahmen der VHL-Erkrankung können Tumoren des Innenohrs auftreten, die im Englischen Endolymphatic Sac Tumor (ELST) genannt werden. ELST können von einer Hörminderung bis hin zur Taubheit des betroffenen Ohres führen. Durch Wachstum eines Tumors und den dadurch entstehenden Druck auf den Hirnstamm und andere Strukturen können weitere Symptome auftreten, wie zum Beispiel Schwindel, Übelkeit und Erbrechen oder der Ausfall von Gehirnnerven. Die operative Entfernung ist die Therapie der Wahl.

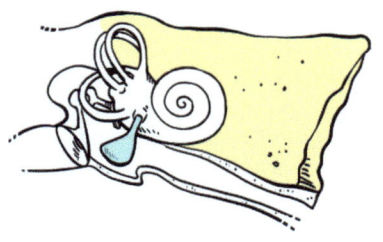

Abbildung 1: Schematische Darstellung des Innenohrs mit Felsenbein und Endolymphatic sac

7.2 Grundlagen

Für VHL-Betroffene besteht ein Risiko, dass Tumore im Innenohr entstehen. Diese seltenen Tumore des Felsenbeines werden „Endolymphatic sac tumor" oder kurz ELST genannt, obwohl sie eigentlich von einem Verbindungsgang zwischen Endolymphatic sac und Innenohr ausgehen – dem Aquaeductus vestibuli. Von dort aus wachsen die eigentlich gutartigen Tumoren dann infiltrativ (eindringend) in das Felsenbein und den Endolymphatic sac ein, wodurch der umliegende Knochen zerstört wird.

7.3 Häufigkeit

Man geht heutzutage davon aus, dass 5 bis 10 % aller VHL-Betroffenen im Laufe ihres Lebens einen ELST entwickeln können. Bei ungefähr 10 % aller von einem ELST-Betroffenen können sie beidseitig entstehen.

7.4 Symptome

ELST machen sich oftmals durch eine Hörminderung, seltener durch Ohrgeräusche, Schwindel, Übelkeit und Erbrechen oder den Ausfall von Gehirnnerven, besonders der Gesichtsnerven, bemerkbar. Es ist aber auch möglich, dass ein ELST auch keinerlei Symptome verursacht. In der Regel sind solche Tumoren dann sehr klein, allerdings können auch sehr kleine Tumore durch Blutungen in das Innenohr manchmal eine plötzliche Hörverschlechterung verursachen.

7.5 Diagnostik

Unabhängig davon, ob ein Tumor Symptome verursacht oder nicht, kann er durch die routinemäßigen MRT-Untersuchungen des Kopfes festgestellt werden.

Besteht der Verdacht auf einen ELST, sollte zunächst eine HNO-ärztliche Untersuchung mit Hörtest (Audiogramm/ BERA) durchgeführt werden. Um eine sichere Diagnose zu stellen, erfolgt anschließend eine Kernspintomographie mit Kontrastmittel. Zusätzlich kann auch eine Dünnschicht-Computertomographie notwendig sein.

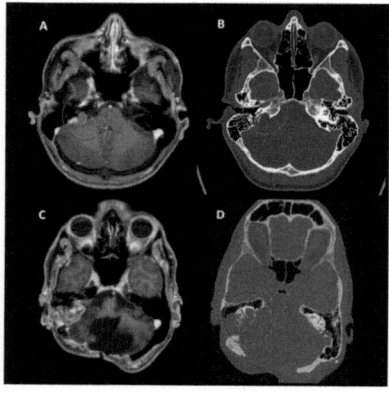

Abbildung 2: ELST bei einem VHL-Betroffenen

7.6 Therapie

Die Therapie der Wahl ist der Versuch der kompletten chirurgischen Entfernung des Tumors, da es ansonsten zu einem erneuten Wachstum kommt. Zur Planung der Therapie sind neben der Kernspintomographie auch eine Computertomographie der Innen- und Mittelohrregion erforderlich. Bei der Operation helfen Methoden der Mikrochirurgie, des neurophysiologischen Monitorings (Überwachung von Gehör und Funktion des angrenzenden N. Facialis, dem Gesichtsnerv), sowie die Neuronavigation, um so das Risiko während der Operation

zu senken. Je nach Größe und besonders der Lage des Tumors, kann die Therapie durch spezialisierte HNO-Ärzte, Neurochirurgen oder beide Disziplinen in Kombination durchgeführt werden. Bei großen Tumoren sollte eine Verklebung der Gefäßversorgung (Embolisation) durch geübte Neuroradiologen in Erwägung gezogen werden.

Unbehandelt führt ein ELST sehr wahrscheinlich zur Ertaubung des betroffenen Ohres. Wird der Tumor frühzeitig entdeckt, ist teilweise noch ein Erhalt der Innenohrfunktion und damit auch des Hörvermögens möglich. Wenn es infolge eines ELST zu einer einseitigen oder beidseitigen hochgradigen Schwerhörigkeit oder Ertaubung gekommen ist, kann die Versorgung mit einem sogenannten Cochlear Implantat geprüft werden. Dabei handelt es sich um eine spezielle Innenohrprothese, welche auch tauben Menschen ein Sprachverstehen ermöglicht.

Die Wirksamkeit von strahlentherapeutischen oder strahlenchirurgischen Behandlungen (Gamma-Knife, Cyberknife) wird uneinheitlich gesehen. Bei Betroffenen mit sehr großen Tumoren kann die Bestrahlung eine Alternative zur Operation sein. Denkbar sind auch Kombinationstherapien, zum Beispiel eine möglichst weitgehende chirurgische Tumorverkleinerung mit nachfolgender Bestrahlung. Durch eine alleinige Bestrahlung kann der Tumor jedoch nicht entfernt werden.

Nach Behandlung eines ELST sollten kernspintomographische Kontrollen in jährlichen Abständen stattfinden.

8. Zystadenome der Nebenhoden und der breiten Mutterbänder

Prof. Dr. Jilg, Freiburg

8.1 Zusammenfassung

Zystadenome der Nebenhoden und der breiten Mutterbänder sind gutartige Tumore. Zystadenome des Nebenhodens treten bei ca. 25-60 % aller männlichen VHL-Betroffenen auf. Genaue Zahlen zur Häufigkeit von Zystadenomen der breiten Mutterbänder und zum Erkrankungsalter sind aufgrund des seltenen Vorkommens nicht bekannt. Beide Arten von Zystadenomen verursachen sehr selten Symptome und haben keine Tendenz sich in bösartige Tumoren zu entarten. Sowohl bei männlichen, als auch bei weiblichen Betroffenen sind bei diesen Tumoren daher im Allgemeinen keine Behandlungen oder spezifische Verlaufskontrollen notwendig. Ein Verschluss der Samenwege auf beiden Seiten kommt auch bei beidseitigen Nebenhodenzystadenomen nur in Einzelfällen vor, hieraus kann eine Zeugungsunfähigkeit resultieren.

8.2 Zystadenome des Nebenhodens

Zystadenome des Nebenhodens sind gutartige, meist kirschgroße (10-14 mm), manchmal tastbare Tumore, die oberhalb des Hodens im Bereich der Nebenhoden liegen. Die Zystadenome können beidseitig oder einseitig auftreten. Sie bestehen aus flüssigkeitsgefüllten Zysten- und Drüsenanteilen und lassen sich mittels Ultraschall gut erkennen. Eine Entartung ist bisher nicht beschrieben worden, d.h. dass Zystadenome immer

gutartig sind. Zystadenome der Nebenhoden kommen bei etwa 25-60 % aller männlichen VHL-Betroffenen vor und entstehen meist im Laufe der Pubertät.

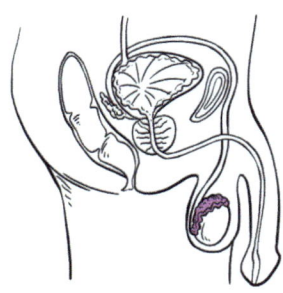

Abbildung 1: Schematische Darstellung von Nebenhoden, Hoden, Samenleiter und Penis

Mikroskopisch bestehen Nebenhodenzystadenome aus multiplen Zysten, die mit einem gallertartigen Material gefüllt sind.
Eine Behandlung oder Überwachung sind nicht unbedingt notwendig, da die Tumoren nur in seltenen Fällen Beschwerden machen und eine Entartung in einen bösartigen Tumor nicht vorkommt. Da diese Tumoren aber zu einer Verlegung der Samenwege führen können, kann bei beidseitigem Auftreten möglicherweise eine Zeugungsunfähigkeit erfolgen. Ob bei Betroffenen mit beidseitigen Nebenhodenzystadenomen und noch offenen Samenwegen eine Einlagerung von Spermien in einer Samenbank erfolgen soll, bleibt einem

persönlichen Beratungsgespräch vorbehalten. Prinzipiell kann bei der Entfernung der Tumore versucht werden, die Samenwege wieder anzuschließen und durchgängig zu halten. Ein derartiger Eingriff wurde jedoch bisher bei VHL-Betroffenen nicht beschrieben, weshalb zuvor eine umfangreiche Aufklärung erfolgen sollte.

8.3 Zystadenome der breiten Mutterbänder

Ähnlich der Nebenhodenzystadenome männlicher VHL-Betroffener finden sich Veränderungen bei weiblichen VHL-Betroffenen im Bereich der breiten Mutterbänder. Die breiten Mutterbänder (Ligamentum latum uteri) sind Teil des Gewebes, das die Gebärmutter in einer gekrümmten Position hält und sind mit dem Bauchfell und der Beckenwand verbunden. Aufgrund des seltenen Vorkommens sind genaue Zahlen zur Häufigkeit und zum Erkrankungsalter nicht vorliegend.

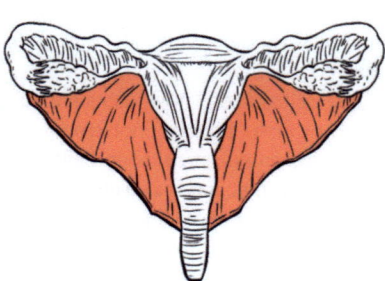

Abbildung 2: Schematische Darstellung der Breiten Mutterbänder, Eierstöcke sowie der Gebärmutter

Zystadenome der breiten Mutterbänder können mit einer Kernspintomogra-

phie oder Computertomographie des Bauchraumes oder mit einem transvaginalen Ultraschall abgebildet werden. Die Tumoren verursachen in der Regel keine Beschwerden, sind immer gutartig und benötigen daher keine Behandlung, eine Verlaufskontrolle ist ausreichend.

9. Molekulargenetische Diagnostik und genetische Beratung

Prof. Dr. Decker, Freiburg

9.1 Zusammenfassung

DNA-Veränderungen werden, wenn sie krankheitsassoziierte DNA-Varianten darstellen, als pathogene Varianten (pV) oder Mutationen (Varianten-Klasse 4 und 5) bezeichnet, wohingegen DNA-Veränderungen ohne funktionelle Konsequenzen und ohne Krankheitsbezug als Normvarianten (Varianten-Klasse 1 und 2) bezeichnet werden. Varianten-Klasse 3 (VUS = Variante unklarer Signifikanz, i.e. unklarer klinischer Bedeutung) liegen vor, wenn zwischen pV (Mutation) und Normvariante nicht unterschieden werden kann. Sie müssen dem Wissensstand entsprechend im Verlauf erneut beurteilt werden und machen glücklicherweise bei VHL nur einen sehr kleinen Teil der Ergebnisse molekulargenetischer Analysen aus.

DNA-Veränderungen können in ihrer Qualität sehr verschieden sein. Dies betrifft sowohl die funktionelle Konsequenz, die Art, wie auch Umfang und Lokalisation dieser Veränderung innerhalb des Genes. Entscheidend für die funktionellen und damit klinischen Konsequenzen einer Mutation sind die Auswirkungen der Störung auf das Genprodukt, d.h. das VHL-Protein. Bestimmte Mutationsarten können in unterschiedlicher Häufigkeit bestimmten klinischen Typen der VHL-Erkrankung zugeordnet werden. Dies nennt man Genotyp-Phänotyp-Korrelation, die eine sehr große Bedeutung hat für die genetische Beratung von Betroffenen und von noch nicht erkrankten Personen, bei denen ein Verdacht auf eine VHL-Erkrankung besteht. Wird eine Person untersucht, die noch nicht erkrankt ist, und es besteht ein Risiko, Träger:in einer Mutation zu sein, handelt es sich um eine prädiktive Genanalyse. In Deutschland sind solche Analysen durch das Gendiagnostikgesetz geregelt.

Fortschritte der Labortechniken haben zu einer deutlichen Verbesserung der molekulargenetischen Diagnostik des VHL-Syndroms geführt, so dass heute bei über 95 % der an VHL-Erkrankten, diese Diagnose auch durch Routine-Laboruntersuchungen gestellt oder bei klinisch eindeutigem Bild bestätigt werden kann.

9.2 Hintergrund

Seit der Klonierung des VHL-Gens im Jahr 1993 besteht die Möglichkeit einer molekulargenetischen Diagnostik. Die Empfindlichkeit des Gentests konnte so weit verbessert werden, dass es heute möglich ist, bei über 95 % der tatsächlich an VHL erkrankten Personen, die Diagnose molekulargenetisch zu stellen. Es handelt sich bei diesem genetischen Test um eine aufwendige und teure Untersuchung, die nicht wie ein herkömmlicher Labortest zu werten ist. Die Besonderheiten beziehen sich dabei aber nicht allein auf die technischen Aspekte dieser komplexen Untersuchung, sondern auf das Wesen dieses Tests. Die besondere Qualität besteht im Einzelnen aus:

(1) lebenslange Gültigkeit des Testergebnisses,
(2) besondere Bedeutung des Testergebnisses für die individuelle Lebensplanung,
(3) Auswirkungen der durch diesen Test gewonnenen Information auf die gesamte Familie der untersuchten Person und
(4) schließlich den gesellschaftlichen Konsequenzen, die möglicherweise aus dem Testergebnis resultieren können, wie z.b. die Bedeutung für Versicherungen, Arbeitgeber etc.

Um die Besonderheiten einer molekulargenetischen Diagnostik dieser Art, insbesondere den Gefahren einer Diskriminierung Rechnung zu tragen, hat der Gesetzgeber im Gendiagnostikgesetz (GenDG vom 01.02.2010) wichtige Punkte festgeschrieben. In diesem Gesetz wird vorgeschrieben, dass eine Indikation zu einem Gentest nur durch entsprechend qualifizierte Ärzt:innen gestellt werden kann. Des Weiteren wird vorgeschrieben dass, sowohl vor wie gegebenenfalls (bei Nachweis einer Mutation) auch nach dem Test, eine entsprechende genetische Beratung erfolgen muss. Weitere Einzelheiten hierzu und die Indikationen zum Gentest werden im Teil 9.5 Genetische Beratung beschrieben.

9.3 Molekulargenetische Grundlagen

Jede kernhaltige Körperzelle des Menschen enthält eine Kopie unseres gesamten Erbguts (siehe Abbildung 1). Die genetische Information findet sich im Zellkern chemisch in Form der so genannten Desoxyribonukleinsäure (DNS oder engl. DNA). Die DNA ist ein Biomolekül, das in seiner Struktur als langes

Kettenmolekül an eine Wendeltreppe oder eine in sich verdrehte Leiter (Doppelhelix) erinnert. Die Erbinformation ist wie Buchstaben in einem Wort in Form von vier verschiedenen Basen, oder Nukleotide (C = Cytosin, G = Guanin, T = Thymin und A = Adenin) gespeichert, welche, um im Bild zu bleiben, die Sprossen dieser Leiter ausmachen. Hierbei steht einem T immer ein A, und einem C immer ein G gegenüber, man sagt die Basenpaarung ist zueinander komplementär. Diese Komplementarität stellt eine Verdopplung der Erbinformation dar und ist bedeutsam für die Konservierung der Erbinformation bei der Zellteilung.

Gene stellen die funktionellen Untereinheiten der Erbinformation dar. Der Mensch hat etwas mehr als 25.000 Gene. Die für die Übersetzung und Umschreibung in Proteine verantwortlichen Basenpaare dieser Gene machen nur etwa 1,5-2 % der gesamten Anzahl der 6 Milliarden Basenpaare eines menschlichen Genoms aus, wobei 3 Milliarden jeweils vom väterlichen und vom mütterlichen Elternteil stammen. Ein höherer Anteil der Basenpaare des Genoms ist für die Regulation der Aktivität dieser Gene verantwortlich.

a) Was sind Mutationen?

Hier soll von Mutationen (pathologische Varianten) auf der molekularen Ebene gesprochen werden, da diese Ebene für das Verständnis der heute in der VHL-Diagnostik eingesetzten Verfahren bedeutsam ist. Im engen Sinne des Wortes sind Mutationen pathologische, also krankmachende oder zumindest sehr sicher krankheitsassoziierte Veränderungen der DNA. Die enge Verknüpfung mit den klinischen Konsequenzen dieser Veränderungen ist wichtig, wie im Abschnitt Genotyp-/Phänotyp-Korrelationen beschrieben wird.

Bei den Punktmutationen sind nur einzelne Bausteine (Nukleotide) der DNA betroffen, wobei ein Nukleotid verloren (Deletion) gehen oder eingefügt (Inser-

tion) oder durch ein anderes ausgetauscht (Substitution) werden kann. Bei den größeren Veränderungen können mehrere Nukleotide in den drei genannten Qualitäten (Deletion, Insertion oder Substitution) betroffen sein.

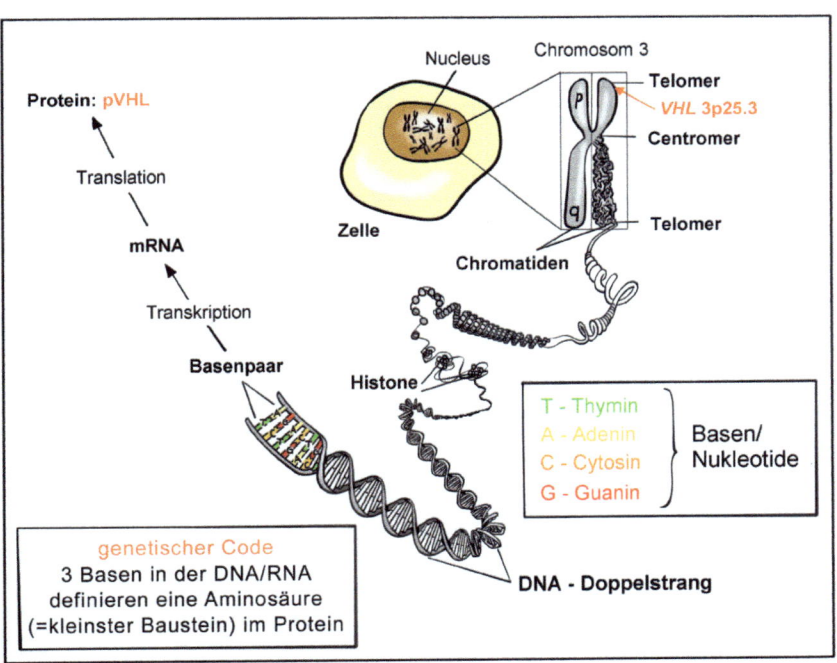

Abbildung 1:

Organisation der Erbinformation und deren Umsetzung. Im Zellkern (Nucleus) wird die genetische Information auf langen DNA-Molekülen gespeichert und in Form von Chromosomen bei der Zellteilung an die beiden Nachfolgezellen weitergegeben. Jedes Chromosom stellt den höchsten Kondensationsgrad des DNA-Moleküls dar und besteht aus jeweils zwei identischen Kopien, (die des Vaters und der Mutter), die sich bei einer Zellteilung gleichmäßig auf die beiden Tochterzellen verteilen. Die Erbinformation wird durch die Abfolge der vier Basen Cytosin, Guanin, Thymin und Adenin gespeichert. Um von diesem Bauplan die Information in Funktion umzusetzen, erfolgt zunächst die Übersetzung (Transkription) in einen Botenstoff (messenger Ribonukleinsäure = mRNA). Dieser Botenstoff kann aus dem Zellkern (Nucleus) in die Zelle transportiert werden, wo danach

die Übertragung der Information des Botenstoffs (Translation) in ein Eiweiß (Protein) er-
folgt. Hierbei wird jeweils die Information aus der Abfolge von drei Basen als Erkennung-
schiffre (genetischer Code) für eine der 20 Aminosäuren, aus denen Proteine aufgebaut
werden, genutzt. Die Proteine setzen dann die in der DNA vorhandene Information in die
entsprechenden molekular-zellulären Funktionen um. Es wird klar, dass ein Fehler in der
DNA in einer Störung des Proteins resultiert. Wichtig ist, dass auf jeder Ebene dieser In-
formationsumsetzung zusätzliche Regulationsmechanismen eingeschaltet sind und dass
auf jeder dieser Ebenen ebenfalls Störungen auftreten können, über die es zum Auftreten
von pathologischer (also fehlerhafter) Funktion des Proteins kommen kann.

Tabelle 1: Eine DNA-Variante ist eine DNA-Veränderung (vereinfachte Darstellung):

1. funktionelle Konsequenz:

(1) Normvariante*	(2) DNA-Variante unklarer (klinischer) Signifikanz (VUS)	(3) pathologische Variante (pV) (Mutation)
ohne funktionelle Effekte	beim aktuellen Wissensstand nicht möglich, zwischen (1) und (3) zu unterscheiden	krankheitsassoziiert
Variante Klasse 1 und 2	Variante Klasse 3	Variante Klasse 4 und 5

* Früher - oft auch noch heute - wurden Normvarianten als Polymorphismen be-
zeichnet. Heute versteht man unter Polymorphismus jede Art einer DNA-Variante
und gibt an, ob es sich um eine Normvariante, eine VUS oder eine pV (Mutation)
handelt.

2. Qualität:

(1) Verlust	(2) Zugewinn	(3) Austausch
Deletion (del)	Insertion (ins) = Einfügen neuer DNA Amplifikation (amp) = Vermehren vorhandener DNA	Substitution (sub)

3. Quantität:

(1) Einzelbasenpaar	(2) größere Bereiche	(4) Gesamtgenom
Punktmutation	Genrearrangement Translokation	Hyperdiploidie

Tabelle 1: *Funktion, Qualität und Quantität einer DNA-Veränderung (Variante)*
Der Mensch hat eine große Zahl von sogenannten DNA-Varianten, die gelegentlich auch
noch als Polymorphismen bezeichnet werden. Jedes Genom eines Menschen unter-
scheidet sich von dem eines anderen Menschen an vielen Stellen, d.h. an jeder 1000.
Stelle oder an mehr als 3 Millionen Stellen. Diese hohe Variabilität wirkt sich nicht immer
auf die Funktion aus. Bezogen auf funktionelle Konsequenzen werden heute fünf Klassen

von Varianten (1-5) unterschieden, die in drei funktionelle Obergruppen (Normvariante, VUS und pV=Mutation) zusammengefasst werden.

b) Wie entstehen Mutationen?

Mutationen treten sehr häufig auf. Jeder Mensch erlebt oder erleidet im Laufe seines Lebens - ja geradezu täglich - Millionen von DNA-Veränderungen. Hierbei gibt es eine Vielzahl von sehr verschiedenen Ursachen. Man unterscheidet die endogenen von den exogenen Ursachen.

Endogene Ursachen: Die Körperzellen von Organen wie unserem Blut- und Abwehrsystem, unserem Magen/Darmtrakt müssen sich täglich in großer Zahl teilen, um ihre normale Funktion wahrnehmen zu können. Bei jedem Zellteilungsvorgang wird in jeder sich teilenden Zelle unser gesamtes Erbgut einmal kopiert, was im Idealfall ohne Fehler geschehen sollte. Um diese Fehlerfreiheit zu gewährleisten, hat sich ein komplexer Kontrollapparat von so genannten DNA-Reparatur-Proteinen und nachgeschalteten „Selbstmord"-Proteinen entwickelt, die die Zelle in die Lage versetzen, entweder den Fehler zu beheben oder aber die Zelle, bei der dies nicht möglich ist, kontrolliert zu zerstören. Trotzdem kommt es regelmäßig dazu, dass ein Fehler bei der Vervielfältigung dieser Wachstums- und Differenzierungsaufsicht entkommt.

Exogene Ursachen: Durch unsere Umwelt, einschließlich unserer Arbeitswelt sind wir täglich einer Vielzahl von DNA-Veränderungen begünstigenden Faktoren ausgesetzt. Dies sind zum Teil natürliche Faktoren, wie die natürliche Strahlung, einschließlich bestimmter Anteile des Sonnenlichts. Aber auch Viren und Bestandteile von unserer Nahrung und von Genussmitteln (Rauchen etc.) wirken „mutations"erzeugend. Diese Mutagene wirken physikalisch oder chemisch auf unsere DNA so ein, dass Mutationen entstehen können.

Entstehen diese Mutationen während der Reifung der Geschlechtszellen, wird damit eine Mutation permanent in unserem Erbgut an die Nachkommen weitergegeben. Man nennt diese Veränderung (Alteration) eine Keimbahn-Mutation. Sind keine Geschlechtszellen, sondern lediglich Körperzellen betroffen, spricht man von somatischen Mutationen, bzw. (im Laufe des Lebens) erworbenen Genveränderungen. Auch im VHL-Gen können Mutationen, die als somatische Mutation auftreten, bedeutsam sein, wenn sie im Tumorgewebe bei Betroffenen als zweite Mutation auftreten oder auch bei nicht von VHL betroffenen Patient:innen, die ein sporadisches klarzelliges Nierenzellkarzinom entwickeln. Im letzten Fall sind dann beide Mutationen (so genanntes Zwei-Treffer-Modell) somatisch.

c) Nachweis von Mutationen

War 1996 - wenige Jahre nach der Isolierung des VHL-Gens - die Rate des Mutationsnachweises mit den damals zur Verfügung stehenden molekulargenetischen Untersuchungsverfahren etwa 60 %, so beträgt sie durch die Anwendung ergänzender Nachweismethoden heute mindestens 95 %. Heute werden bei der Entdeckung (Detektion) von DNA-Veränderungen zum Nachweis von VHL-Mutationen im Wesentlichen Methoden eingesetzt, die auf den beiden relevanten Ebenen Veränderungen mit ausreichender Empfindlichkeit (Sensibilität) nachweisen können. Die erste Ebene umfasst den

Nachweis von sehr kleinen Veränderungen, die einige wenige Basenpaare, im Extremfall auch Punktmutationen umfassen. Punktmutationen sind nicht selten. Die zweite Ebene betrifft den Nachweis von größeren genetischen Veränderungen (Rearrangements oder Deletionen, Duplikationen, etc.).

(1) Die Veränderungen auf der Ebene der Nukleotide können mit Hilfe der Gensequenzierung entdeckt werden. Bei diesen Methoden wird die Reihenfolge der Basen/Nukleotide an jeder Position des Genes bestimmt.

(2) Sind die Veränderungen wesentlich umfangreicher (z.B. große Deletionen und Rearrangements) als nur einige Nukleotide betreffend, müssen zum Nachweis andere Methoden als die Sequenziermethode eingesetzt werden. Vor etwa 20 Jahren wurde die so genannte Multiplex ligationdependent probe amplification = MLPA-Methode in die VHL-Gendiagnostik eingeführt. Hiermit kann man nachweisen, dass ein größerer Bereich im VHL-Gen oder um das Gen herum verloren gegangen ist, verdoppelt wurde, bzw. ob andere größere genetische Rearrangements vorliegen. Neben der MLPA-Methode kommt auch der Q-RT-PCR (quantitative real time polymerase chain reaction) eine Bedeutung bei der Detektion größerer Genalterationen zu.

(3) In den letzten fünf Jahren wurde die so genannte Next Generation Sequenzierungs (NGS) Technologie in die Routine-Diagnostik eingeführt. Bei dieser völlig neuen Methode können zeitgleich und wesentlich schneller wesentlich größere Abschnitte des Genoms auf beiden Empfindlichkeitsebenen untersucht werden.

Neben der deutlichen Beschleunigung der Diagnostik kann die NGS Technik für VHL dann eine Bedeutung erlangen, wenn bei der ersten Diagnose innerhalb einer Familie nur ein einzelnes Symptom vorliegt und sich eine Differentialdiagnose ergibt, zum Beispiel erblicher Nierenkrebs, oder erbliches Phäochromozytom. In solch einem Fall kann durch die zeitgleiche Untersuchung von mehreren Genen ein Vorteil gewonnen werden.

9.4 Bewertung von Mutationen

Wichtig, da für die klinische Bedeutung relevant, sind die Auswirkungen solcher Mutationen auf die Funktion des Genproduktes, des VHL-Proteins. Hier werden verschiedene Mutationseffekte unterschieden: eine so genannte Missense-Mutation führt dazu, dass der Austausch eines Nukleotids durch ein anderes Nukleotid lediglich zur Veränderung einer Aminosäure im VHL-Protein führt, wohingegen eine Nonsense-Mutation dazu führt, dass es entweder direkt am Ort der Mutation oder im weiteren Verlauf der Transkription der DNA-Kette zum Abbruch des Proteins kommt und somit ein verkürztes und damit funktionell wesentlich umfangreicher eingeschränktes Protein entsteht. Eine Bewertung der Mutation bezüglich ihres Effektes, ein Vergleich mit Daten aus der Literatur, die anzeigen, ob eine Mutation identischer Natur bereits als eindeutig krankmachend bewertet werden konnte, sind ein wesentlicher und recht aufwendiger Teil der Bewertung (Befundung) der Untersuchungsergebnisse. Hier soll auch deutlich herausgestellt werden, dass sich die Bewertung einer DNA-Variante mit dem Fortschritt der Wissenschaft auch ändern kann. Diese

Komplexität und Problematik der Befundinterpretation erklärt, (1.) warum ein genetischer Test, wie hier beschrieben, kein „einfacher" Labortest ist, und (2.) dass – insbesondere bei den DNA-Varianten mit unklarer klinischer Signifikanz (VUS) – eine regelmäßige Nachbeurteilung des Testergebnisses notwendig wird. Man spricht dann davon, dass die Veränderung im Genom (Genotyp) eine funktionelle Konsequenz im klinischen Erscheinungsbild (Phänotyp) verursacht. Die Genotyp-Phänotyp-Korrelation stellt die Basis dar für die klinische Bedeutung der molekulargenetischen Analysen. Wenn eine gesicherte Verknüpfung (Assoziation) zwischen einer gefundenen Mutation und einer daraus resultierenden klinischen Konsequenz besteht, wird die Bedeutung des Gentestes z.B. für die genetische Beratung deutlich. Die klinische Subklassifikation (vgl. Kapitel 1 Übersicht über die Erkrankung) lässt sich auch mit einem qualitativen Unterschied an gefundenen Mutationen in Verbindung bringen. Bei der Gesamtheit aller Betroffenen fanden sich bisher bei etwa 50-60 % Missense-Mutationen, 20-30 % große Deletionen, 12-20 % Mikrodeletion und Insertionen, sowie 7-11 % Nonsense-Mutationen. Dies Verhältnis verschiebt sich beeindruckend, wenn hierbei die beiden Typen 1 und 2 getrennt berücksichtigt werden: So finden sich beim Typ 2 fast ausschließlich Missense-Mutationen (über 90 %), durch die das VHL-Protein nur geringfügig verändert wird. Dahingegen verändern die im Typ 1 gefundenen Mutationen das VHL-Protein bzgl. seiner räumlichen Struktur erheblich. Der Typ 1 (etwa 80 %) wird häufiger gesehen als der Typ 2 (etwa 20 %). Bis heute sind weltweit über 1000 VHL-Mutationen beschrieben

und in Datenbanken (http://www.umd. be, u.a.) aufgelistet worden.

9.5 Genetische Beratung (GB) bei VHL

Die genetische Beratung ist ein aufwendiger mehrdimensionaler Prozess. Im Wesentlichen werden dabei vier (fünf) Ziele verfolgt:
(1) Die Ratsuchenden sollen über die humangenetische Kondition/Erkrankung informiert werden, die bei ihnen oder in ihrer Familie vorliegt oder vorliegen könnte.
(2) Es geht auf der einen Seite um die individuelle Situation, wie auch um die Bedeutung für die gesamte Familie.
(3) Es werden die Möglichkeiten und Grenzen von humangenetischen Analysen („Gentest") mit ihren Konsequenzen dargestellt. Dies dient als Grundlage für die Entscheidung der ratsuchenden Person für oder gegen eine solche mögliche Untersuchung.

(4) Schließlich soll dies einmünden in einen verbesserten Umgang mit der Gesamtsituation: Krankheits-/Risiko-Management, selbstbestimmtes Umsetzen der Konsequenzen aus den Ergebnissen eines Gentests. Oft sind heute bereits eine deutliche Risikoreduktion bezüglich der Vermeidung von Krankheitskomplikationen und eine Verbesserung der Lebenserwartung ein erreichbares Ziel. Die Lebensqualität kann darüber hinaus auch allein schon durch die Aufklärung verbessert werden. Es geht also darum, die Ratsuchenden zu befähigen, mit der bei ihnen und ihrer Familie vorliegenden Situation so gut, wie es heute möglich ist, umzugehen. Das schließt eine verständliche angemessene Information zum molekularen Hintergrund der Er-

krankung, zur Erblichkeit und den sich daraus ableitenden Konsequenzen und Möglichkeiten, einschließlich der humangenetischen Testung ein.

(5) Heute können die Ergebnisse der anlaufenden erfolgsversprechenden klinischen Studien mit den ersten VHL-spezifischen Therapiemöglichkeiten zur Behandlung und eventuell auch bald schon zur sekundären Prophylaxe besprochen werden.

Eine genetische Beratung kann ein recht zeitaufwendiges Unterfangen sein, welches auch und gerade in Deutschland durch zum Teil streng wirkende gesetzliche Rahmenbedingungen einen definierten Gestaltungsraum hat. Vor jeder humangenetischen Untersuchung – also Chromosomen Untersuchungen, biochemische Teste oder molekulargenetische Analysen - sollte eine humangenetische Beratung zu den relevanten Themen erfolgen. Dies ist im Gendiagnostikgesetz festgeschrieben. Bei diesem Gesetz geht es u.a. auch um (1) das Recht auf informelle Selbstbestimmung und (2) den Schutz der erhobenen Daten.

Ratsuchende:r kann eine bereits selbst erkrankte oder eine noch nicht erkrankte Person aus einer Familie mit gesicherter erblicher Krankheit oder mit dem Verdacht auf eine solche sein.

Durch die bio-methodischen und medizinisch-wissenschaftlichen Entwicklungen der letzten beiden Jahrzehnte ist in diesem Zusammenhang ein Überfluss an Informationen zu genetischen Themen in den Medien, insbesondere auch im Internet entstanden, der oft geordnet werden muss.

Grundsätzlich gilt, dass die Mehrzahl der Tumorerkrankungen keinen „humangenetisch relevanten" Hintergrund haben, also nicht erblich sind. Betrachtet man etwa die mehr als 400.000 jährlichen Krebserkrankungen in Deutschland, so sind nur etwa 5-10 % dieser Erkrankungen erblich. Dies macht allerdings 40.000 Familien mit einer wesentlich größeren Zahl Ihrer Mitglieder aus, die in Deutschland jährlich ein gesetzlich verbrieftes Anrecht auf eine entsprechende Beratung und eine angemessene Betreuung hätten. In diesem Zusammenhang gibt es zum Teil erhebliche versorgungsrelevante Herausforderungen, die hier nur angedeutet werden können.

Erbliche, familiäre und genetische Erkrankungsursachen müssen voneinander abgegrenzt werden.

Krebs ist genetisch: Jedes Tumorgewebe – unabhängig davon, ob von einem erblichen oder von einem nicht-erblichen Tumor – zeigt eine sehr große Zahl von genetischen Veränderungen, ohne dass diese erblich wären.

Erblichkeit liegt dann vor, wenn die (initial) verantwortliche Genveränderung bereits im gezeugten Embryo zu finden ist und damit dann auch in allen Körperzellen, einschließlich den Geschlechtszellen. Nur so hat dieser Gendefekt Anschluss an die Familie, liegt also in der **Keimbahn** vor.

Familiäre Häufung: Neben Keimbahnveränderungen können auch nicht-erbliche Faktoren für eine Häufung von Tumorerkrankungen in einer Familie verantwortlich sein. Die Ursache können eine gemeinsame Diät oder aber **andere**

gemeinsame Lebens-/Umwelt-/Arbeitsbedingungen sein, die die Familienmitglieder teilen.

Bei den jährlich über 75.000 Brustkrebserkrankungen haben wir gelernt, dass 5-10% erblich, aber doch bis zu 30% familiär sind. Es macht also sehr viel Sinn, zwischen diesen beiden Begriffen zu unterscheiden.

Beim VHL-Syndrom liegt eine eindeutige erbliche Form vor, die mit unterschiedlicher Häufigkeit zu unterschiedlichen Komplikationen führen kann. Für diese variable Krankheitsausprägung können neben der Verschiedenartigkeit der Mutationen auch unterschiedliche Lebensbedingungen zusätzlich verantwortlich sein.

Vererbungsmodalität: Das VHL-Syndrom wird **autosomal dominant vererbt.** Jeder Mensch hat in jeder kernhaltigen Körperzelle den gesamten genetischen Bauplan in Form von über 25.000 Genen in zweifacher Ausführung auf 23 Chromosomenpaaren vorliegen – zweifach bedeutet jeweils von einem Elternteil. Ein Chromosomenpaar entscheidet über das Geschlecht, wobei XX Frauen und XY Männer kennzeichnet. Alle anderen 22 Chromosomenpaare sind nicht geschlechtsspezifisch und werden als autosomale Chromosomen bezeichnet. Dominant bedeutet, dass nur ein Gen von den jeweils vorhandenen zwei Genausgaben die Mutation tragen muss, damit es zu dem erhöhten Erkrankungsrisiko kommen kann. Dies bedeutet, dass das entsprechende Erkrankungsrisiko in einem autosomal dominanten Erbgang mit einer 50 % Wahrscheinlichkeit innerhalb der Familie unabhängig vom Geschlecht weiter-

gegeben wird. Diese 50:50-Regel gilt geschlechtsunabhängig für jede Person – auch unabhängig von bereits betroffenen Personen - immer für alle direkt verwandten Personen. Zur genetischen Beratung gehört entsprechend auch die Aufzeichnung eines Familienstammbaumes über mehrere Generationen.

Grundsätzlich bestehen bei der genetischen Beratung zwei verschiedene Ausgangssituationen:

(1) Aufgrund einer bei einem Familienmitglied bereits durchgeführten molekulargenetischen Analyse ist das Vorhandensein des verantwortlichen molekularen Defekts (Mutation) eindeutig bekannt. Bei den Blutsverwandten kann nun relativ rasch – nötigenfalls in nur wenigen Tagen – untersucht werden, ob diese Mutation vorliegt.

(2) Es ist auch möglich, dass der molekulare Defekt, dass also die verantwortliche Mutation bisher noch nicht gefunden wurde. Das macht es notwendig, vor der ersten molekulargenetischen Analyse innerhalb der Familie verschiedene Aspekte zu klären. Zum einen sollte der klinische Verdacht auf das Vorliegen von VHL eindeutig sein. Dies kann sich dadurch ergeben, dass eine typische Konstellation von verschiedenen VHL-typischen Veränderungen innerhalb der Familie vorliegt. Zum anderen kann das sehr junge Erkrankungsalter der betroffenen Person im Vergleich zu dem statistischen Durchschnittserkrankungsalter der entscheidende Hinweis sein: **je jünger eine an einem Tumor erkrankte Person ist, umso eher ist an eine erbliche Ursache zu denken.**

Wird eine molekulargenetische Analyse

das erste Mal in einer Familie angeboten, sollte immer die Möglichkeit einer unklassifizierbaren DNA-Variante (VUS) erörtert und deren Bedeutung erklärt werden. Unklassifizierbare DNA-Varianten (VUS) sind eindeutige Laborergebnisse, die beim derzeitigen Stand der Wissenschaft nicht eindeutig interpretiert werden können. Das liegt daran, dass die nachgewiesene Veränderung so noch nicht beschrieben wurde und so geringfügig ist, dass sie entweder als pV aber auch als eine nicht krankmachende Normvariante verstanden werden könnte. Diese fehlende Interpretierbarkeit ist gar nicht so selten, da sich jeder Mensch von seinem Gegenüber an mehr als 3.000.000 Stellen in seinen Genen unterscheidet, ohne dass diese Genvarianten einen Krankheitscharakter haben müssen (s.o.). Im Laufe der Jahre wachsen unsere Erfahrungen, sodass die Interpretation der molekulargenetischen Analysen immer besser und eindeutiger wird. Für VHL ist diese „Unschärfe" inzwischen mit unter 1 % anzugeben. Aus diesem Grund und durch weitere Methodenverbesserungen kann heute bei einem eindeutigen klinischen Bild einer VHL-Familie die verantwortliche Mutation in weit über 95 % der Fälle gefunden werden.

Zuerst sollte aus den genannten technischen Gründen immer eine bereits erkrankte Person (**„Familien-Indexperson"**) molekulargenetisch analysiert werden. Nur, wenn dabei eine eindeutig interpretierbare Mutation identifiziert werden konnte, sind auch Untersuchungen bei noch nicht erkrankten Personen als so genannte prädiktive Analyse möglich und sinnvoll.
Liegt eine eindeutige VHL-Mutation vor,

sollte in einem zweiten genetischen Beratungsgespräch die Bedeutung der gefundenen Veränderung erörtert werden. Hierbei kann in einigen Fällen durch eine sogenannte Genotyp-Phänotyp-Korrelation das Risiko für spezifische Komplikationen, wie zum Beispiel die hohe oder niedrige Wahrscheinlichkeit für das Auftreten eines Nierenkarzinoms als Komplikation dargestellt werden.
Durch gezieltes Umsetzen dieses Wissens können mit Hilfe von spezifischen Vorsorgemaßnahmen die Lebensqualität und die Lebenserwartung verbessert, wie auch Ängste gemildert werden.

10. Molekulare Grundlagen der VHL-Erkrankung

Prof. Dr. Brauch, Stuttgart und Prof. Dr. Decker, Freiburg

10.1 Zusammenfassung

Das Wissen über das VHL-Tumorsuppressorgen (VHL), seinen molekularen Aufbau, die krankheitsauslösenden Mutationen sowie die funktionellen Zusammenhänge im Rahmen der normalen und gestörten Funktion des kodierten VHL-Proteins (pVHL) ist seit der ersten Beschreibung vor über 25 Jahren ständig gewachsen. Inzwischen gilt als gesichert, dass das VHL-Protein Bestandteil eines regulatorischen Multi-Protein-Komplexes ist, der für die Aufrechterhaltung der zellulären Normalität mitverantwortlich ist. Die bekannteste pVHL-Funktion ist die Kontrolle des HIF-α-Transkriptions-faktors, der normalerweise, ausgelöst durch Hypoxie (Notsignal: Sauerstoffarmut) die Aktivierung einer Vielzahl sauerstoffsensitiver Gene bewirkt, die der Hypoxie entgegenwirken. Als wichtiger Co-Faktor dieses Regelwerks kann pVHL den Zustand der Hypoxie dauerhaft imitieren (Pseudohypoxie), ausgelöst durch VHL-Mutationen, die ein verändertes Protein zur Folge haben. Diese Störung löst in den betroffenen Zellen einen permanenten Stress aus, in dessen Folge über weitere Schritte, die im Detail noch nicht vollständig verstanden sind, die Umwandlung der Zelle in eine Krebszelle erfolgt. Diese Erkenntnis führte in den letzten Jahren zur Entwicklung neuer Medikamente, die eine gezielte Arzneimittelbehandlung von VHL-Betroffenen zunehmend möglich erscheinen lassen.

10.2 VHL-Gen und VHL-Protein

Das VHL-Protein (pVHL) ist ein Tumorsuppressor, der zur Aufrechterhaltung der zellulären Normalität (Homöostase) beiträgt. Seine Inaktivierung erfolgt auf der Ebene des VHL-Gens nach dem sogenannten Zwei-Treffer-Modell und resultiert in den klinisch bekannten VHL-Tumoren.

Konkret basiert die Tumorentstehung auf der Abfolge zweier genetischer Störungen, sogenannten Mutationen, die die beiden homologen Allele des VHL-Gens in der betroffenen Zelle, d.h. sowohl die väterliche als auch die mütterliche Gen-Kopie inaktivieren und zum Verlust bzw. Einschränkung der Funktion des VHL-Proteins führen. Während bei der erblichen VHL-Erkrankung die erste Mutation von einem Elternteil geerbt wird und in allen Körperzellen vorliegt (VHL-Keimbahnmutation), entsteht die zweite Mutation mit sehr hoher Wahrscheinlichkeit im Laufe des Lebens in der jeweiligen Körperzelle (somatische Mutation). In der Folge kommt es zum Verlust der vom VHL-Gen kodierten pVHL-Funktion, dem Verlust der Wachstumskontrolle in betroffenen Zellen und zur Tumorentstehung in den betroffenen Organen. Das Vorliegen einer VHL-Keimbahnmutation in allen Körpergeweben und die hohe Wahrscheinlichkeit einer zweiten somatischen Mutation erklärt, warum die VHL-Erkrankung früh, d.h. in der ersten Lebenshälfte auftritt und sich häufig mit multiplen Tumoren in verschiedenen Organen manifestiert.

Das Zwei-Treffer-Modell der Inaktivierung des VHL-Tumorsuppressorgens (Abbildung 1) erklärt auch die Entstehung sporadischer Tumore, wie dem klarzelligen Nierenzellkarzinom. Als sporadische Form des erblichen, VHL-assoziierten Nierenzellkarzinoms entsteht es ebenfalls auf der Basis der homologen VHL-Inaktivierung. Im Unterschied zur VHL-Erkrankung liegt hier keine VHL-Keimbahnmutation zugrunde, sondern beide Mutationen entstehen im Laufe des Lebens sporadisch in der Körperzelle, d.h. dem Nierengewebe. Der Erwerb zweier somatischer Mutationen in einer Zelle benötigt einen längeren Zeitraum, weshalb diese Tumore isoliert und erst in der zweiten Lebenshälfte auftreten.

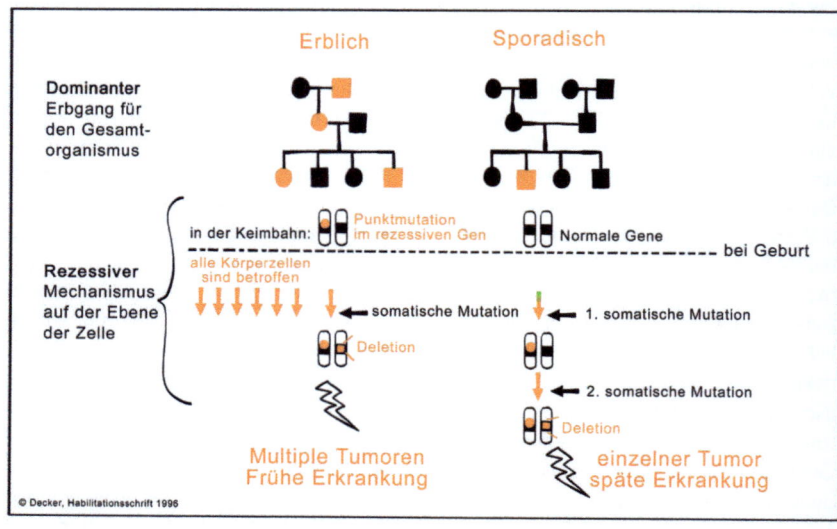

Abbildung 1: Inaktivierung des VHL-Tumorsuppressorgens

Darstellung der Inaktivierung des VHL-Tumorsuppressorgens nach dem Zwei-Treffer-Modell. Dieser molekulare Mechanismus erklärt sowohl die Entstehung der erblichen VHL-Tumore als auch der nicht-erblichen (sporadischen) Nierenzellkarzinome. In beiden Fällen sind beide Kopien des VHL-Gens durch Mutationen betroffen (rezessive Inaktivierung), die zusammen die tumorunterdrückende Wirkung des VHL-Proteins aufheben. Jede Körperzelle besitzt zwei VHL-Kopien auf dem Chromosom 3 (alle Autosomen, d.h. Nicht-Geschlechtschromosomen liegen als homologe Chromosomen, d.h. zwei Kopien vor). Davon stammt eine Kopie vom Vater und eine Kopie von der Mutter. Erbliches VHL Syndrom (links). Die erste VHL-Mutation liegt bereits in der Keimbahn vor und wird im Rahmen der Befruchtung dominant von einem Elternteil an die Nachfahren weitervererbt. (In seltenen Fällen entsteht eine Keimbahnmutation in einer der Keimzellen neu, dann spricht man von einer de novo Mutation oder auch Neumutation, die ebenfalls an Nachkommen weitervererbt werden kann). VHL-Keimbahnmutationen liegen daher von Geburt an in allen Körperzellen vor und prädisponieren die Mutationsträger:innen für die VHL-Erkrankung, d.h. sie sind besonders empfindlich für eine zweite, somatische VHL-Mutation. Demnach ist die Wahrscheinlichkeit eine zweite, somatische VHL-Mutation auf dem bis dahin ausgleichenden Allel zu erwerben sehr groß. Dies passiert daher in mehreren Zellen und verschiedenen Organen, weshalb das VHL-Syndrom ein Multiorgansyndrom ist. Sobald der zweite Treffer erfolgt ist, kommt es zum Verlust der normalen pVHL-Funktion und die Krankheit nimmt ihren Lauf. Sporadisches Nierenzellkarzinom: sporadische Nierenzellkarzinome sind vom selben histologischen Typ wie die VHL-assoziierten Nierenzellkarzinome und entstehen ebenfalls auf der Basis der VHL-Mutation. Im Unterschied zur erblichen Form werden beide VHL-Mutationen somatisch und nacheinander erworben, was einen längeren Zeitraum erfordert. Daher treten sporadische Nierenzellkarzinome in der Regel erst in der zweiten Lebenshälfte auf. Die Blitze deuten an, dass es im Rahmen der Tumorgenese zu weiteren genetischen Ereignissen kommt.

Das VHL-Gen wurde bereits in den 1980er Jahren durch molekulargenetische Untersuchungen an Blutproben Angehöriger vieler betroffener VHL-Familien auf dem kurzen Arm des Chromosoms 3 lokalisiert. Es konnte schließlich im Chromosomenabschnitt 3p25.3 identifiziert und 1993 mittels Gensequenzierung charakterisiert werden. Das VHL-Gen enthält die Bauanleitung und somit die biologische Information des VHL-Tumorsuppressors. Die Gensequenz umfasst 642 Basenpaare (ehemals 855 Basenpaare, Abbildung 2), die sich aus den vier Nukleinbasen Adenin (A), Cytosin (C), Guanin (G) und Thymin (T) zusammensetzt. Sie enthält drei Bereiche mit funktioneller Information, sogenannte Exons sowie dazwischen liegende stumme Bereiche ohne direkte Information für das Protein, sogenannte Introns. Das VHL-Gen ist evolutionär hoch konserviert, d.h. auch Säugetiere, Fische, Insekten und Würmer benötigen dieses Gen bzw. seine entwicklungsgeschichtlichen Vorläufer, was seine fundamentale Bedeutung in der frühen Entwicklung aller Lebewesen (Phylogenese) unterstreicht. Trotz seiner elementaren Bedeutung ist das VHL-Gen im Vergleich zu vielen anderen wichtigen Genen sehr klein. Um aus der in der DNA gespeicherten genetischen Information eine biologische Aktivität abzuleiten, muss das VHL-Gen zunächst in eine sogenannte messengerRNA (mRNA) „umgeschrieben" werden (Transkription), die als Vorlage zur VHL-Proteinbiosynthese (Translation) im Ribosom, der Proteinfabrik der Zelle, dient.

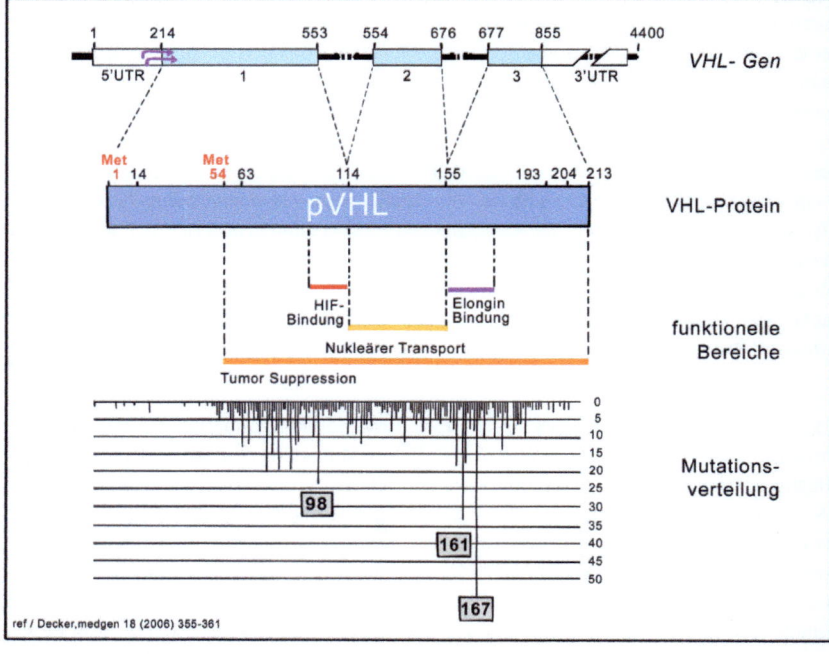

Abbildung 2: VHL-Gen und VHL-Protein

Darstellung des VHL-Gens und des VHL-Proteins (pVHL) mit funktionellen Bereichen sowie Häufigkeit bekannter Keimbahn-Mutationen. VHL-Gen: Die Ziffern 1 bis 855 (VHL) bezeichnen die ursprünglich beschriebenen Nukleinbasen. pVHL: Die Ziffern 1 bis 213 beziehen sich auf die Aminosäuren im Protein. Rot, gelb und violett dargestellte Abschnitte markieren funktionelle Bereiche, die für die spezifische Bindung an andere Proteine (z.B. HIF, siehe Text), den Transport in den Zellkern und die Tumorentstehung verantwortlich sind. Unten: Die Mutationsverteilung mit den beiden häufig betroffenen Regionen (um Aminosäureposition 98 und zwischen 161 und 167) korrespondiert mit der funktionellen Bedeutung entsprechender Proteinregionen für die HIF-α und Elongin Bindung. Die Mutationsverteilung zeigt, dass mit Ausnahme des Exon 1 fast alle Nukleinbasen betroffen sein können. Zwar können dort Mutationen ebenso auftreten, diese sind aber wahrscheinlich nicht lebensfähig und daher nie beobachtet worden.

Das VHL-Protein (pVHL) besteht aus 213 Aminosäuren (Eiweißbausteinen), deren Anzahl sich aus der Gensequenz ableiten lässt. Jeweils 3 Nukleinbasen liefern den Code für eine Aminosäure (642 Nukleinbasen / 3 = 213 Aminosäuren). Der Umschreibeprozess vom Gen zum Protein (Eiweiß) kann „flexibel" stattfinden, d.h. der Ablesevorgang zur Herstellung des VHL-Proteins kann variieren, weshalb verschiedene Ausprägungen des VHL-Proteins bekannt sind. Heute gilt jedoch das 213 Aminosäure umfassende Protein allgemein als „das VHL-Protein" (pVHL).

10.3 Normale und gestörte Funktion des VHL-Proteins

Das VHL-Protein (pVHL) ist ein Tumorsuppressor, d.h. wortwörtlich es kann die Entstehung von Tumoren unterdrücken. Im Allgemeinen regulieren Tumorsuppressoren die Zellteilung oder sie können beim Auftreten von Schäden den „programmierten Selbstmord der Zelle (Apoptose)" einleiten, um so den Prozess der Entartung zu verhindern. Der VHL-Tumorsuppressor nimmt seine Kontrollfunktion jedoch anders wahr. Unter seinen verschiedenen Funktionen wird derzeit die Bildung und Funktion des sogenannten Multimer-Proteins dem sogenannten E3 Ubiquitin Ligase (ECV)-Komplex (siehe Abbildung 3) am besten verstanden. Um eine Überlastung der Zelle durch verbrauchte bzw. überschüssige Effektorproteine zu verhindern werden diese kontrolliert abgebaut. Dabei ist pVHL ein wesentlicher Bestandteil der Markierung zur Überführung in die zelluläre „Müllabfuhr", die durch kontrollierte Entsorgung die Feinjustierung wichtiger Regulatorproteine ermöglicht und die zelluläre Entartung durch falsche Signalgebung verhindert.

Das bekannteste, durch pVHL kontrollierte Regulatorprotein ist HIF-α, ein durch Hypoxie, d.h. Sauerstoffmangel induziertes Protein (Abbildung 3), das u.a. die Signalgebung für die Neubildung von Gefäßen reguliert. Die intrazelluläre HIF-α Konzentration wird exakt über

den sehr empfindlichen Mechanismus des pVHL-E3 Ubiquitin Ligase (EC-V)-Komplexes reguliert. Abhängig von der intrazellulären Sauerstoffspannung erfolgt eine chemische Modifikation durch das spezifische Anbringen von OH-Molekülen für die Bindung an den ECV-Komplex. Diese Markierung ermöglicht die Erkennung und den Abbau von überschüssigem HIF-α durch die zelluläre Protein-Abbaumaschinerie des Proteasoms (zellulärer Mülleimer). Ist der Sauerstoffgehalt der Zelle zu gering (Hypoxie), erfolgt keine chemische Veränderung und kein HIF-α Abbau, seine Konzentration steigt an. Ebenso löst eine Hypoxie den „Notruf Sauerstoffmangel" in der Zelle in Form einer Kaskade von Wechselwirkung über sogenannte HRE (hypoxia responsive elements) und Regulation sauerstoffkonzentrations-abhängiger Zielgene aus, die diesem Prozess entgegenwirken. Mehr als 60 dieser Gene sind bereits bekannt, dazu gehören VEGF (vascular endothelial growth factor), EPO (erythropoietin), GLUT-1 (glucose transporter 1), PDGF (platelet derived growth factor), TGF α (transforming growth factor alpha). Weitere hundert Gene werden vermutet. Das „Notsignal Sauerstoffmangel" wird auch durch Mutationen im VHL-Gen ausgelöst. Sie stören den Bauplan des pVHL derart, dass das veränderte VHL-Protein die Bindung und Regulation von HIF-α nicht oder nur noch eingeschränkt bewerkstelligen kann. Im schlimmsten Fall kann es ganz fehlen (Abbildung 3). Eine genetisch fixierte dauerhafte Imitation einer Hypoxie (Pseudohypoxie) führt zum chemischen Stress für die Zelle und über weitere Schritte, die im Detail noch nicht vollständig verstanden sind, zur Umwandlung in eine Krebszelle sowie im Folgenden zur Tumorbildung mit verstärkter Blutgefäßbildung. Wie dieser Mechanismus in den einzelnen Zielorganen des VHL-Syndroms (Zentrales Nervensystem, Niere, Nebenniere, Pankreas etc.) durch die bekannten VHL-Mutationen beeinflusst wird, ist derzeit noch unklar. Der Vorgang der HIF-α Erkennung durch das VHL-Protein sowie die Bindung weiterer Faktoren im ECV–Komplex (Elongin B und C/Cul27pVHL) für nachfolgende kontrollierte „Proteinentsorgung" sowie seine Störung sind in Abbildung 3 dargestellt.

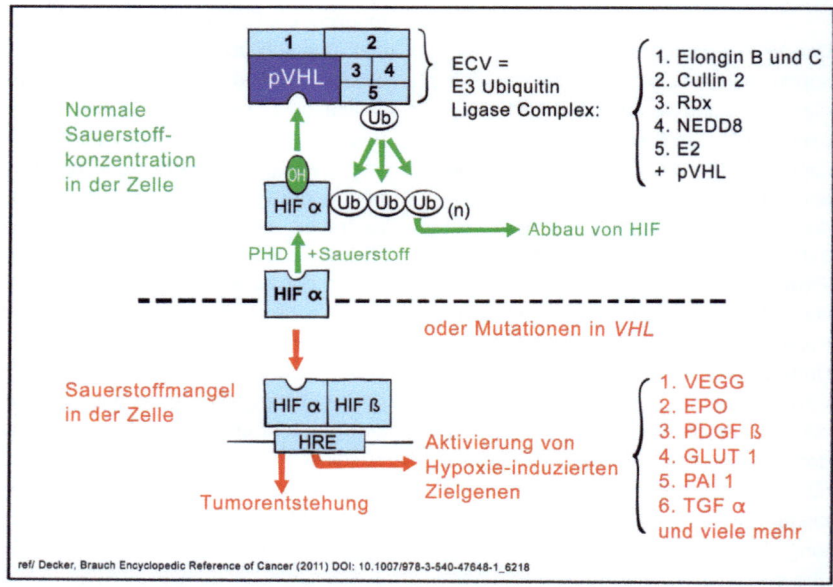

ref/ Decker, Brauch Encyclopedic Reference of Cancer (2011) DOI: 10.1007/978-3-540-47648-1_6218

Abbildung 3: normale und gestörte Funktion des VHL-Proteins

Darstellung der normalen und gestörten Funktion des VHL-Proteins (pVHL) im Zusammenhang mit seiner Bindung und chemischen Veränderung (Modifizierung) von HIF-α (s.Text). Die Wechselwirkung zwischen pVHL und HIF-α kann man sich wie einen Schalter vorstellen, der bei Änderung des Sauerstoffgehalts der Zelle umgelegt wird. Oben ist der Zustand mit normaler Sauerstoffkonzentration und kontrolliertem Abbau von HIF-α gezeigt. Unten ist der Zustand bei Sauerstoffmangel oder beim Vorliegen einer VHL-Mutation dargestellt. Die Hauptaufgabe des E3 Ubiquitin Ligase-Komplexes ist die Ubiquitinierung von HIF-α, d.h. die chemische Modifizierung durch das Anhängen von Ubiquitin-Resten (Ub) für den nachfolgenden vollständigen Abbau. Durch eine VHL-Mutation wird die Situation des Sauerstoffmangels dauerhaft nachgeahmt. Diese ununterbrochene Imitation einer Hypoxie (Pseudohypoxie) führt zum chemischen Stress für die Zelle und über weitere Schritte, die im Detail noch nicht vollständig verstanden sind, zur Umwandlung der Zelle in eine Krebszelle.

Neben der reaktiven Anpassung bei Veränderung der Sauerstoffkonzentration in der Zelle spielt das VHL-Protein auch eine Rolle bei der Induktion des Zellzyklusarrest und bei der Regulation anderer für das Tumorwachstum bedeutsamer Faktoren. Diese Mechanismen werden derzeit intensiv beforscht. Kürzlich wurde die Wechselwirkung des VHL-Proteins mit einem anderen Effektormolekül, der sogenannten atypischen Protein Kinase C gezeigt, was möglicherweise für die Entstehung von Phäochromozytomen bedeutsam sein könnte.

Was den Einfluss einer VHL-Keimbahnmutation auf den Krankheitsphänotyp betrifft, geht man zurzeit davon aus, dass die Ausprägung des VHL-Krankheitstyps mit Phäochromozytomen (VHL-Typ2) durch Missense-Mutationen begünstigt wird. Diese verändern nur eine Nukleinbase und führen im VHL-Protein zum Einbau einer „falschen Aminosäure". Sie beeinträchtigen insbesondere die HIF-α oder Elonginbindung. Im Gegensatz dazu führen größere Mutationen, die mehrere Nukleinbasen betreffen oder sogar eine längere Gensequenz stören, zu einer größeren Beeinträchtigung oder gar dem völligen Fehlen des VHL-Proteins und seiner Funktion. Sie sind mit dem VHL Typ 1, dem Krankheitsbild ohne Phäochromozytome assoziiert und manifestieren sich unter anderem häufig als Nierenzellkarzinom. Noch ungeklärt ist, warum fast alle Mutationen in den Geweben des zentralen Nervensystems "wirken", so dass dort Angiome und/ oder Hämangioblastome entstehen.

10.4 Mögliche Therapieansätze

Dem Mechanismus der sauerstoffabhängigen Regulation spezifischer Zielgene und Störung durch pathologisch verändertes pVHL kommt im Rahmen der Entwicklung neuer individualisierter Tumor-Therapieformen eine große klinische Bedeutung zu. Dies trifft heute schon auf das Nierenzellkarzinom zu und wird möglicherweise auch bei anderen, mit dem VHL-Syndrom assoziierten Tumoren an Bedeutung gewinnen. Erste zielgerichtete Therapien haben bereits Einzug in den klinischen Alltag gefunden. Dabei ist es wichtig zu verstehen, dass detaillierte Kenntnisse des seltenen VHL-Syndroms zur Entwicklung von Medikamenten beigetragen haben, die bei dem viel häufigeren sporadischen Nierenzellkarzinom zum Teil bereits erfolgreich eingesetzt werden konnten. Zu nennen sind Tyrosinkinaseinhibitoren für die Inhibition des VEGF Rezeptors, VEGF monoklonale Antikörper sowie mTOR Inhibitoren. Seit Ende 2021 steht der wirksame HIF2α-Inhibitor Belzutifan für die Behandlung des Nierenzell- und Pankreaskarzinoms sowie von Hämangioblastomen bei VHL-Betroffenen zur Verfügung, der die Zulassung durch die Amerikanische Food and Drug Administration FDA erhalten hat.

11. Kontrolluntersuchungen

Prof. Dr. Gläsker, Singen und PD Dr. Holling, Münster

11.1 Zusammenfassung

VHL-Tumoren können gut behandelt werden, sofern sie rechtzeitig entdeckt werden. Daher kommt den regelmäßigen Kontrolluntersuchungen (Screening) eine zentrale Bedeutung zu. Die rechtzeitige Diagnose und Therapie von VHL-Tumoren verhindert in der Regel die Metastasierung von bösartigen Tumoren und macht irreversible – also unumkehrbare - neurologische Störungen und andere Folgeerscheinungen der Tumoren unwahrscheinlich.

Das Standardprogramm beinhaltet die Vorstellung bei dem / der koordinierenden Mediziner:in, die Bestimmung der Katecholamine im Blutplasma, eine Magnetresonanztomografie (MRT) von Bauch, Kopf- und Rückenmark (eventuell als Ganzkörper MRT), eine Augenuntersuchung und im Bedarfsfall weitere (z.B. allgemeinchirurgische, endokrinologische, urologische oder Hals-Nasen-Ohrenärztliche) Untersuchungen. Die Kontrolluntersuchungen erfolgen in der Regel in Jahresabständen.

Das hohe Maß an kooperativer Zusammenarbeit unterschiedlicher medizinischer Fachrichtungen (Interdisziplinarität) mit vielen Untersuchungen sowie ökonomische Tücken des Deutschen Gesundheitssystems stellen hohe Anforderungen an die Planung und Organisation des Screenings in den jeweiligen Zentren. Hier werden entsprechend teilweise unterschiedliche Wege gefunden. Gemeinsamkeiten und Grundlagen werden im Folgenden besprochen.

11.2 Grundlagen

Vor der Einführung des regelmäßigen VHL-Screenings in den 1990er Jahren waren tödliche Krankheitsverläufe bei VHL-Betroffenen nicht selten. Häufigste Todesursachen waren stark wachsende Zysten von Hämangioblastomen im Kleinhirn sowie metastasierende Nierenzellkarzinome. Durch konsequentes Screening und rechtzeitige Behandlung der Tumoren können inzwischen nicht nur Leben gerettet werden, sondern häufig auch irreversible Funktionsstörungen von Auge, Nervensystem oder innerer Organe vermieden werden. Rechtzeitige Laserkoagulationen verhindern Netzhautablösungen und Sehstörungen. Die rechtzeitige Behandlung von Phäochromozytomen verhindert die Folgen und Komplikationen des Bluthochdrucks. Die rechtzeitige Entfernung von Nierenzellkarzinomen verhindert Metastasierungen. Die rechtzeitige Entfernung von Hämangioblastomen verhindert irreversible neurologische Störungen.

Es muss allerdings auch erwähnt werden, dass Screening-Untersuchungen und vorsorgliche Behandlungen und Operationen auch Nebeneffekte haben können - körperlich und psychisch. All dies muss beim Verfassen allgemeiner Empfehlungen und auch beim Planen der individuellen Therapie berücksichtigt werden.

Eine Sprechstunde für die VHL-Erkrankung muss sich den speziellen Anforderungen der Betroffenen stellen und sich nach ihnen richten. Zwei zentrale Merkmale sind zu beachten:

1. Die VHL-Erkrankung ist selten. Für Deutschland wird die Betroffenenzahl auf etwa 1.000 bis 2.000 geschätzt. Die tatsächlich bekannte Anzahl an VHL-Betroffenen ist nochmal deutlich geringer.
2. Die VHL-Erkrankung ist überwiegend ab dem zweiten bis vierten Lebensjahrzehnt aktiv. Sie ist somit insbesondere eine Erkrankung von Jugendlichen und jungen Erwachsenen.

Eine Patientenanlaufstelle im Sinne einer Spezialsprechstunde muss somit die komplexen Probleme der Erkrankung erfassen und steht hierfür unter hohem Zeitdruck, weil die Betroffenen in Ausbildung oder Arbeit stehen und häufig weite Anfahrwege haben. Die Besuche der Betroffenen sind sorgfältig vorzubereiten und die Untersuchungen sollten sich an einem Standard-Programm orientieren, das individuell modifiziert werden kann. Wichtig ist, dass die Vorstellung mit allen Standarduntersuchungen gebündelt erfolgt. Um diesen Gegebenheiten Rechnung zu tragen, benötigt die Spezialsprechstunde eine Koordination und Kooperation mit diversen Disziplinen. Aus diesem Grund gibt es nur wenige Zentren in Deutschland, die eine Spezialsprechstunde für VHL-Betroffene anbieten. Eine Aufstellung dieser Zentren findet sich auf der Homepage des VHL-Vereins (www.hippel-lindau.de).

Im Frühjahr 2021 haben sich Mitglieder des Wissenschaftlichen Beirats des VHL-Vereins, die Leitenden der VHL-Zentren sowie weitere VHL-Expert:innen auf einheitliche Empfehlungen zur Durchführung der Kontrolluntersuchungen verständigt (siehe Tabelle). Es handelt sich dabei um eine allgemeine Rahmenvorgabe, die an die individuellen Bedürfnisse einzelner Betroffener angepasst werden kann.

Organ	Intervall
Augen	• ab 5 Jahren • Fluoreszenzangiographie und Retinoskopie • jährlich, je nach Befund*
ZNS	• ab 12 Jahren • MRT der gesamten Neuroachse mit Kontrastmittel • jährlich, je nach Befund*
Nieren	• ab 15 Jahren • MRT des Abdomens mit Kontrastmittel • jährlich, je nach Befund*
Nebennieren	• ab 5 Jahren • Plasma-Metanephrine • jährlich, je nach Befund* sowie • ab 15 Jahren • MRT des Abdomens mit Kontrastmittel • jährlich, je nach Befund*
Bauchspeicheldrüse	• ab 15 Jahren • MRT des Abdomens mit Kontrastmittel • jährlich, je nach Befund*
Innenohr	Nicht zwingend notwendig ggf. BERA Untersuchung (Hirnstammaudiographie)
*„je nach Befund" meint: Finden sich bei den Erstaufnahmen der Kinder keine Veränderungen, sollte über eine Verlängerung des Untersuchungsintervalls auf zwei Jahre nachgedacht werden. Finden sich bei einem Erwachsenen über mehrere Jahre keine Veränderungen oder sind vorhandene Veränderungen über mehrere Jahre stabil, kann über eine Verlängerung des Untersuchungszeitraums auf zwei Jahre nachgedacht werden. Zeigt sich hingegen ein deutliches Wachstum, so ist über eine Verkürzung des Untersuchungsintervalls nachzudenken.	

Tabelle: Empfohlene Screening-Untersuchungen bei VHL

11.3 Screening-Untersuchungen
a) Ärztliche Untersuchung

Zu Beginn der Kontrolluntersuchungen sollte ein Vorstellungsgespräch stattfinden, bei dem die aktuellen Beschwerden und Probleme erfragt werden. Dabei sollten alle wichtigen Organe angesprochen werden: Sehvermögen, Kleinhirn-, Hirnstamm- und Rückenmarksbeeinträchtigungen, Zeichen einer Nierentumorerkrankung sowie Hinweise für ein Phäochromozytom (Bluthochdruck, Schweißattacken und „Herzklopfen"). Gefragt werden sollte auch nach Tinnitus oder Hörproblemen. Angesprochen werden sollten etwaige gesundheitliche Probleme in der Familie. Falls Auffälligkeiten, insbesondere für Tumorkrankheiten gegeben sind, ist ein detaillierter Stammbaum zu erstellen. Falls noch nicht erfolgt, kann dabei auf die Möglichkeit einer genetischen Testung von Angehörigen eingegangen werden. Die Betroffenen sollten abschließend einen Überblick über den Ablauf des Tages erhalten.

b) Laboruntersuchungen

Es erfolgt eine routinemäßige Laboruntersuchung, die einen Überblick über die wichtigsten Körperfunktionen verschafft. Zum Ausschluss eines Phäochromozytoms hat die Bestimmung der Metanephrine und Normetanephrine im Blutplasma die Untersuchung des Sammelurins in den meisten Zentren abgelöst. Diese Diagnostik wird bereits ab dem fünften Lebensjahr empfohlen (siehe Tabelle). Liegt ein Bauchspeicheldrüsentumor vor, so kann es sinnvoll sein, zusätzlich Chromogranin A zu bestimmen, auch beim Vorliegen eines Tumors der Hypophyse sollten die entsprechenden Hormonwerte überprüft werden.

c) Humangenetische Untersuchung

Ist eine molekulargenetische Analyse des VHL-Gens auf die zugrundeliegende Mutation noch nicht erfolgt, sollte in Absprache mit einem humangenetischen Zentrum die genetische Beratung mit Blutabnahme erfolgen.

d) Bildgebende Untersuchungen

Die MRT-Diagnostik (Kernspin-/Magnetresonanztomographie) ist mit Abstand die wichtigste bildgebende Screening-Untersuchungsmethode für VHL-Tumoren. Zentraler Punkt ist der Vergleich aktueller Aufnahmen mit denen früherer Untersuchungen. Größenänderungen müssen durch den Radiologen bzw. Neuroradiologen genau analysiert und für jede Veränderung gesondert mit einer Größenangabe angegeben werden. Unsicherheiten hinsichtlich der Vergleichbarkeit wegen Unterschieden von Schnittebene, Schichtdicke und verwendeter Sequenz müssen beachtet und in die Beurteilung mit einbezogen werden. Infolgedessen sollten Untersuchungen standardisiert und wenn möglich durch die gleiche Person erfolgen.
Bei geplanten MRT-Untersuchungen ist die Bestimmung des Kreatinins, bei CT-Untersuchungen auch des basalen TSH notwendig. Ggf. ist es sinnvoll, diese Werte bereits vorab zu bestimmen – hierüber informiert Sie das jeweilige Zentrum.

MRT-Kontrastmittel

Die Gabe von Kontrastmittel im Rahmen des VHL-Screenings ist für eine detaillierte Beurteilung unverzichtbar. Nur so können bereits Veränderungen von wenigen Millimetern entdeckt und verglichen werden. Als Kontrastmittel kommt hier Gadolinium zum Einsatz. Dieses führt zu Ablagerungen in bestimmten Gebieten des Gehirns, was bei VHL-Betroffenen aufgrund der Häufigkeit der Kontrastmittelgaben besonders häufig zu beobachten ist. Bislang sind allerdings keine schädlichen Auswirkungen bekannt.

Grundsätzlich sollte dennoch die Gabe von Kontrastmittel soweit möglich minimiert werden. Die Verwendung "makrozyklischer" Gadolinium-Präparate führt zu deutlich weniger Ablagerungen als "lineare" Präparate. Daher kommen letztere für die MRT-Diagnostik eigentlich nicht mehr zum Einsatz.

Ganzkörper-MRT

Zur Verkürzung der Untersuchungszeit und insbesondere auch der Minimierung der Kontrastmittelgabe hatten wir an der Uniklinik VUB Brüssel ein Ganzkörper-MRT Protokoll für VHL-Betroffene etabliert. Dabei werden in einer einzigen MRT-Untersuchung alle für VHL relevanten Organe abgebildet und es ist damit auch nur eine Kontrastmittelgabe notwendig. Alle MRT-Sequenzen, die für VHL nicht unmittelbar relevant sind und doch üblicherweise mitgefahren werden, sind in diesem Protokoll entfernt worden. Dadurch kann die gesamte Untersuchung auf 35 Minuten gekürzt werden. Inzwischen haben verschiedene Zentren in Deutschland dieses Protokoll übernommen. Die Untersuchungsergebnisse mit den herkömmlichen 2-3 MRT-Untersuchungen sind medizinisch gesehen allerdings ebenso aussagekräftig.

PET

Bei Verdacht auf Vorliegen von Phäochromozytomen sollte eine ergänzende nuklearmedizinische Untersuchung erfolgen, bevor eine Operation durchgeführt wird. Mittlerweile hat sich hierfür die Positronen-Emissions-Tomographie (PET) mit [18F]6-Fluoro-L-3,4-Dihydroxyphenylalanin (FDOPA) etabliert. Bei Verdacht auf Vorliegen von (Leber-) Metastasen von neuroendokrinen Tumoren der Bauchspeicheldrüse ist ein Somatostatinrezeptor-PET angezeigt. Auf gleichem Wege ist im Bedarfsfall auch eine nuklearmedizinische Therapie möglich.

CT

Bei Verdacht auf einen Tumor des Innenohrs (ELST-Tumor), der im MRT aber (noch) nicht sichtbar ist, kann eine Dünnschicht CT-Diagnostik der Schädelbasis eine zusätzliche Untersuchungsmethode sein, da sie über eine höhere Auflösung verfügt und damit eine bessere Darstellung eventuell kleinerer Tumoren bringen kann. Diese Untersuchung hat wegen der durch CT verursachten Strahlenbelastung jedoch keinen Platz im standardisierten Screening-Programm.

e) Augenuntersuchung

Die Augenuntersuchung ist der Teil des Untersuchungsprogramms, bei dem die Betroffenen stets unmittelbar nicht nur untersucht, sondern auch im Detail über den Befund aufgeklärt und behandelt werden können. Zu beachten ist, dass bei dieser Untersuchung die Pupillen medikamentös erweitert werden. Dies hält ca. drei bis vier Stunden an. Deshalb sollte bei Anfahrt mit dem Auto eine Begleitperson mitfahren.

Aktuell werden häufig neben den üblichen augenärztlichen Untersuchungen auch eine optische Cohärenztomographie ("OCT", Darstellung der unterschiedlichen Netzhautschichten) und eine Fluoreszenzangiographie (Darstellung der Gefäße der Netzhaut) empfohlen.

11.4 Abschließende Anmerkung

Bei den geschilderten Untersuchungen handelt es sich um Empfehlungen, die im Einzelfall sowohl vom organisatorischen Ablauf, den Untersuchungstechniken als auch von der Untersuchungsfrequenz abweichen können (z.B. als Therapie- oder kurzfristige Verlaufskontrolle).

Auch besteht im Hinblick auf Ort und Zeitpunkt der Durchführung keine zwingende Bindung an ein auf die VHL- Erkrankung spezialisiertes Zentrum – dies ist insbesondere bei der Beantragung von Kostenübernahmen für Reise- oder Übernachtungskosten gegenüber den Kostenträgern von Bedeutung. Auch wenn sich aus unserer Sicht für VHL-Betroffene ohne Frage viele Vorteile durch die strukturierte und im Verlauf vergleichbare Betreuung durch ein mit der Erkrankung vertrautes Zentrum ergeben, entstehen hieraus jedoch keine Verpflichtungen der Krankenkassen, etwaige Mehrkosten zu übernehmen – auch Atteste helfen hier nicht immer.
Ferner muss darauf hingewiesen werden, dass die sich aktuell für die VHL-Betroffenen engagierenden Zentren in Deutschland dies außerhalb einer vorgegebenen, vergütungsrelevanten Struktur tun. Dies bedeutet, dass sehr viel von lokal gelebter, kollegialer Interdisziplinarität, Verständnis um die Situation und Nöte der VHL-Betroffenen sowie der Bereitschaft zur Eigeninitiative der Zentren abhängt.

Ziel der näheren Zukunft ist es, die genannten Leistungen auch betriebswirtschaftlich so abzubilden, dass durch die Vorgabe und Vergütung des Untersuchungsablaufes eine Systematik entsteht, die von den Betroffenen auch eingefordert werden kann.

12. Die VHL-Erkrankung im Kindes- und Jugendalter

von Dr. Puzik und Prof. Dr. Neumann-Haefelin, Freiburg

12.1 Zusammenfassung

Bereits bei von VHL-betroffenen Kindern und Jugendlichen können behandlungsbedürftige Tumore entstehen. Besonders sind dabei retinale Angiome, Hämangioblastome des zentralen Nervensystems, Phäochromozytome, sowie Paragangliome zu nennen. Dementsprechend sind, neben der rechtzeitigen Untersuchung und Diagnostik junger VHL-Betroffener, insbesondere die Erfahrung der behandelnden Ärzt:innen sowie eine gute Information der Eltern wichtig.

Durch die allgemein üblichen Diagnose - und Kontrolluntersuchungen lassen sich viele Ausprägungen der VHL-Erkrankung schon feststellen, bevor diese zu Symptomen führen. Sie sollten dann interdisziplinär an einem erfahrenen Zentrum und unter Beachtung der pädiatrischen Besonderheiten behandelt werden. Die Untersuchungen sollten so kindgerecht und wenig invasiv wie möglich durchgeführt werden.

12.2 Grundlagen

Der allergrößte Anteil der VHL-Tumoren tritt erst im Erwachsenenalter auf, Kinder und Jugendliche können aber von einigen Tumoren genauso schwer betroffen sein. Begrenzte internationale Daten zeigen sogar, dass 70% aller Manifestationen einer VHL-Erkrankung bereits vor dem 18. Lebensjahr aufgetreten waren. Kinder eines betroffenen Elternteils sollten daher unbedingt im frühen Kindesalter genetisch getestet werden.

Kinder und Jugendliche mit einer gesicherten VHL-Variante (Anlageträger:innen) sollten ein etabliertes und mit den Kolleg:innen der Erwachsenenmedizin abgestimmtes Vorsorgeprogramm erhalten, das nahtlos in die Vorsorge für Erwachsene übergeht. Erfahrene Kinderärzt:innen sollten als Ansprechpersonen hinzugezogen werden, die neben der Durchführung der Vorsorgeuntersuchungen auch den Kontakt zu den ggf. notwendigen Fachabteilungen bieten. Zudem können sie die Betroffenen in interdisziplinäre Tumorboards („Tumorkonferenz", während der verschiedene Fachdisziplinen mögliche Behandlungsansätze besprechen) einbringen sowie die Unterstützung eines psychosozialen Teams vermitteln.

12.3 Typische Tumoren im Kindesalter und ihre Symptome

a) Allgemeines

Wenn bei Kindern oder Jugendlichen Tumoren auftreten, handelt es sich vor allem um retinale Angiome und Hämangioblastome des zentralen Nervensystems. Im internationalenVergleich waren diese mit fast 30% die häufigsten Tumormanifestationen bei Kindern. Daneben kommen im Kindesalter Zysten der Bauchspeicheldrüse und Phäochromozytome/Paragangliome vor; andere Tumormanifestationen sind in diesem Alter sehr selten. Alle Tumoren sind in der Regel gutartig und bilden keine Absiedlungen (Metastasen) aus. In einem kleinen internationalen Vergleich Betroffener bestanden bei einem Großteil der Kinder und Jugendlichen bei Diagnose des Tumors keine Symptome.

Das Auftreten von bösartigen und einiger gutartiger Tumore im Kindesalter wird im Kinderkrebsregister in Mainz (DKKR) erfasst. Zudem existieren, z.b. für Phäochromozytome/Paragangliome mit dem GPOH-MET-Register (Register für maligne endokrine Tumore der Gesellschaft für pädiatrische Onkologie und Hämatologie), auch eigene Krankheitsregister oder –studien, in welche die Betroffenen aufgenommen und nach deutschen, europäischen und internationalen Leitlinien behandelt werden sollen.

b) Retinale Hämangioblastome

Retinale Hämangioblastome sind häufig die erste Manifestation einer VHL-Erkrankung. Sie können je nach Lage und Größe des Tumors zu Sehstörungen führen, die bei kleinen Kindern z.B. durch häufiges Stolpern, „Tollpatschigkeit" oder ein Schielen auffallen. Der jüngste Patient des internationalen Freiburger VHL-Registers mit retinalen Hämangioblastome war bei Diagnose 5 Jahre alt, die Veränderung wurde im Rahmen einer Vorsorgeuntersuchung entdeckt. In der Literatur werden retinale Hämangioblastome eher bei älteren Jugendlichen beschrieben. Insgesamt machen retinale Hämangioblastome mehr als ein Drittel der Tumoren bei VHL-Betroffenen unter 18 Jahren aus.

Neben den Hämangioblastome treten auch angeborene Veränderungen im Auge auf, so dass bei VHL-Erkrankung der Eltern eine frühe augenärztliche Untersuchung der Kinder auch vor Durchführung einer genetischen Diagnostik sinnvoll ist.

c) Hämangioblastome des zentralen Nervensystems (ZNS)

Diese Tumoren können bei Kindern und Jugendlichen auftreten und werden nur in wenigen Fällen symptomatisch. Gerade bei jüngeren Kindern müssen aber Beschwerden wie Gangunsicherheit, Gleichgewichtsstörungen mit häufigen Stürzen oder starke Kopfschmerzen, Nüchternerbrechen und Bewusstseinsstörung genau kontrolliert werden, genauso wie eine Verschlechterung des Allgemeinzustands.

Im Freiburger VHL-Register wurde ein Hämangioblastom des ZNS im Kindesalter erstmals mit 6 Jahren festgestellt, international werden hier nur Betroffene ab ca. 10 Jahren beschrieben. Bei Betroffenen unter 18 Jahren machen ZNS Hämangioblastome ca. ein Drittel der VHL-Manifestationen aus. Diese Daten werden momentan wissenschaftlich aufgearbeitet.

d) Phäochromozytome und Paragangliome

Phäochromozytome sowie Paragangliome produzieren Katecholamine, also unter anderem Dopamin, Adrenalin und Noradrenalin. Dies kann u.a. zu einer Blutdruckerhöhung, Kopfschmerzen, episodischen Schwitzattacken, episodischer Rotfärbung der Haut, Herzrasen, Zittern der Extremitäten oder Durchfällen führen. Diese Symptome treten bei Kindern z.B. auch nach üppigen Mahlzeiten mit erhöhtem Druck im Bauchraum auf. In Deutschland war der jüngste an einem

Phäochromozytom erkrankte VHL-Betroffene 4 ½ Jahre alt und entsprach damit den verfügbaren internationalen Daten. Die Prävalenz von Phäochromozytomen bei Kindern unter 18 Jahren liegt bei ca. 20%.

Phäochromozytome sind nicht exklusiv bei einer VHL-Erkrankung nachweisbar, auch andere angeborene Erkrankungen können Auslöser sein, so dass bei Diagnose dieses Tumors im Kindes- und Jugendalter eine spezialisierte genetische Beratung zu einer Veranlagung für Tumorerkrankungen anzuraten ist.

e) Nierenzellkarzinome

Nierentumoren sind in der Regel symptomlos, können aber z.B. durch Blut im Urin auffallen. Die Diagnose eines Nierenzellkarzinoms vor dem 20. Lebensjahr ist extrem selten, der jüngste beschriebene VHL-Betroffene mit einem Nierenzellkarzinom war bei Diagnose 16 Jahre alt. Aufgrund der Seltenheit von Nierenzellkarzinomen im Jugendalter sind die Erfahrungen mit diesen Tumoren bei Jugendlichen mit VHL begrenzt. Bei einer etwaigen Manifestation ist sicherlich die Unterstützung durch die europäische Studiengruppe für kindliche Nierentumoren (SIOP Renal Tumor Study Group) sinnvoll. Hier sind Registerstudien aus Europa zur Behandlung von kindlichen Nierentumoren vereinigt und erarbeiten Therapieempfehlungen für die verschiedenen Untergruppen von Nierentumoren, so auch für Nierenzellkarzinome speziell im Kindesalter.

f) Tumoren der Bauchspeicheldrüse

Bei ca. 20% der Kinder und Jugendlichen treten in der Bauchspeicheldrüse Zysten auf. Neuroendokrine Tumoren (NET) der Bauchspeicheldrüse sind im Kindesalter sehr selten. Im internationalen Freiburger VHL-Register ist nur eine einzige bei Diagnose 13-jährige Betroffene mit einem NET der Bauchspeicheldrüse bekannt. NET und Zysten sind in der Regel asymptomatisch.

g) Innenohrtumoren

Innenohrtumoren (englisch „Endolymphatic Sac Tumor", ELST) sind im Kindes- und Jugendalter sehr selten. Im Freiburger VHL-Register ist nur eine einzige Betroffene (bei Diagnose 15 Jahre) mit ELST bekannt. ELST können sich durch Hörstörungen, Ohrgeräusche (Tinnitus) oder auch Schwindel zeigen.

12.4 Besonderheiten bei Diagnostik und Therapie

Sowohl die Diagnostik als auch die Therapie unterscheiden sich bei Kindern und Jugendlichen grundsätzlich nicht von der bei Erwachsenen. Wenn allerdings bereits bei kleineren Kindern retinale Angiome auftreten, können diese oft nur in Narkose behandelt werden. Ansonsten sei somit auf die entsprechenden Spezialkapitel für Erwachsene verwiesen.

Alle Tumoren bei Kindern und Jugendlichen benötigen eine kinderonkologische Begleitung sowie Diskussion in einem interdisziplinären pädiatrisch-onkologischen Tumorboard. Standard ist zudem eine psychosoziale Unterstützung der Familien.

Bei Bestätigung spezifischer Diagnosen sollte das betroffene Kind im tumorspezifischen Register (z.B. GPOH-MET-Register, SIOP-RTSG) gemeldet werden.

12.5 Besonderheiten bei den Kontroll-
untersuchungen

Auch die Durchführung der Kontrolluntersuchungen unterscheidet sich bei Kindern und Jugendlichen grundsätzlich nicht von der bei Erwachsenen, weshalb auf das entsprechende Kapitel für Erwachsene verwiesen wird.

Die Durchführung regelmäßiger Kontrolluntersuchungen ist nur bei Kindern und Jugendlichen notwendig, bei denen die VHL-Erkrankung genetisch gesichert ist, da ohne einen solchen Befund die mit den Untersuchungen einhergehenden Belastungen für die Kinder und Jugendlichen nicht zu rechtfertigen sind. Bei der Art und Häufigkeit von Vorsorgeuntersuchungen muss berücksichtigt werden, wie sehr die in der Regel klinisch unbeeinträchtigten Kinder durch die Untersuchungen belastet werden. Belastungen entstehen zum einen durch die Untersuchung selbst, z.B. Blutentnahme, Legen eines venösen Zugangs, ruhiges Liegen im MRT oder CT, zum anderen durch die Häufigkeit der Untersuchungen (z.B. Fehltage in der Schule). Darüber hinaus verursachen nahezu alle Tumoren, mit Ausnahme der Augentumoren, spürbare Krankheitszeichen, bevor bleibende gesundheitliche Schäden entstehen.

Vor diesem Hintergrund sollten Untersuchungen möglichst an einem Tag kombiniert erfolgen und die am wenigsten invasiven Methoden zur Früherkennung gewählt werden. Untersuchungsergebnisse sollten den Eltern baldmöglichst bekannt gegeben werden.

Bei jedem Arztbesuch sollte bei einem von der VHL-Erkrankung betroffenen Kind eine Blutdruckmessung erfolgen, um einen etwaigen Bluthochdruck zu diagnostizieren, der z.B. auf ein Phäochromozytom hinweisen kann. Besteht der Verdacht auf ein Phäochromozytom bedarf es einer gewissenhaften Abwägung, ob die Bestimmung der Metanephrine aus dem Sammelurin oder mittels (Nüchtern-)Blutentnahme erfolgen soll. Die Urinsammlung über 24h in einem speziellen Behälter, der eine kleine Menge einer Säure enthält, ist eine nichtinvasive Analysemethode und bei konsequenter Durchführung auch sehr zuverlässig. Vor der Urinsammlung sollte eine Diät mit Verzicht auf einige wenige Nahrungsmittel eingehalten werden, die die Metanephrin-Ausscheidung beeinflussen können. Eine Blutentnahme hingegen ist ein invasiver Eingriff, der dadurch eine zusätzliche Belastung der Kinder darstellen kann.

13. Rück- und Ausblick

Prof. Dr. Gläsker, Singen

13.1 Eugen von Hippel und Arvid Lindau

Im Jahr 1894 Beschrieb Treacher Collins Gewebsuntersuchungen von beidseitig auftretenden gefäßreichen Tumoren der Netzhaut bei zwei Geschwistern. Heute gehen wir davon aus, dass dies eigentlich die erste Beschreibung der VHL-Erkrankung in der medizinischen Literatur war. Eine Dekade später (1904) beschrieb der Deutsche Augenarzt Eugen von Hippel eine weitere Familie mit gefäßreichen Netzhauttumoren und gab diesen den Namen „Angiomatosis Retinae". Heute wissen wir allerdings, dass es sich bei diesen Tumoren nicht um Angiome, also Gefäßtumoren, sondern ebenfalls um Hämangioblastome handelt. Die Bezeichnung „Angiomatosis Retinae" ist somit obsolet, taucht aber weiterhin häufig in der Literatur auf. Dennoch wird die Arbeit Eugen von Hippels als wesentlich für die Entdeckung der VHL-Erkrankung angesehen und daher ist er einer der zwei Namensgeber der Krankheit.

Im Jahr 1926 veröffentlichte dann ein junger Schwedischer Pathologe namens Arvid Lindau die Beobachtungen seiner Doktorarbeit „Studien über Kleinhirncysten". Hierbei machte er die entscheidende Beobachtung: Lindau fiel auf, dass ein bestimmter Typ der von ihm untersuchten Kleinhirnzysten (nämlich zystische Hämangioblastome) häufig gemeinsam mit den von von Hippel beschriebenen Netzhauttumoren auftraten.

Auch das Auftreten von Bauchtumoren wird erwähnt. Dies war die eigentliche Entdeckung von VHL als Tumorsyndrom.

Im weiteren Verlauf arbeitete Lindau mit Harvey Cushing in Boston zusammen. Cushing war einer der einflussreichsten Neurochirurgen seiner Zeit und gilt als wichtiger Pionier dieses Fachs. Es war Cushing, der zunächst den Namen „Lindau´s disease" prägte, woraus später dann „von Hippel-Lindau Krankheit" wurde.

Neben von Hippel und Lindaus Entdeckungen gab es weitere Meilensteine der VHL-Geschichte, die hier kurz erwähnt werden sollen. In den kommenden Jahren wurden einzelne Patientenserien veröffentlicht und schließlich erstmals anhand eines größeren Patientenkollektivs die Diagnosekriterien der Erkrankung von Melmon & Rosen 1964 formuliert. Mit der Entschlüsselung des menschlichen Erbguts begann dann die Suche nach der für die Krankheit verantwortlichen Mutation. Hier wetteiferten mehrere internationale Forschergruppen. Die Entdeckung und Erstbeschreibung des VHL-Gens kam 1993 aus den USA von Farida Latif. Danach stand die Entschlüsselung der Funktionsweise des VHL-Gens im Fokus. Hier war wesentlich eine Gruppe von Wissenschaftlern um William Kaelin aus Boston beteiligt. Jahre später erhielt er hierfür gemeinsam mit anderen den Nobelpreis für Medizin (2019).

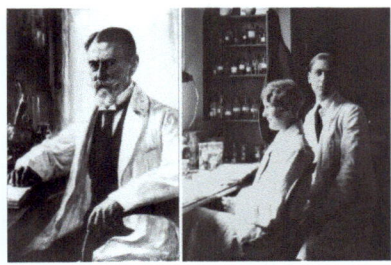

Abbildung 1: Links: Der Göttinger Augenarzt Eugen von Hippel. Rechts: Pathologe Arvid Lindau aus Lund (Schweden) mit Gattin.

13.2 Hartmut Neumann und VHL in Deutschland

Nach Bekanntwerden der VHL-Erkrankung blieben die Betroffenen zunächst meist unentdeckt. Dies war der Seltenheit der Erkrankung und der Schwierigkeit der Diagnosestellung ebenso zuzuschreiben wie der Tatsache, dass ganz unterschiedliche Organe betroffen sind und die Erkrankung daher kaum einer Fachabteilung zugeordnet werden kann. Es war der wesentliche Verdienst des Freiburger Pathologen und Nephrologen Hartmut Neumann, diese Betroffenen zunächst im Schwarzwald und dann Deutschlandweit zu identifizieren.

Hierzu unternahm er viele Reisen zu „VHL-Verdachtsfällen", um diese als VHL-Betroffene zu identifizieren und ihnen Zugang zu notwendigen medizinischen Untersuchungen und Behandlungen zu ermöglichen. So wurden nach und nach die Kontrolluntersuchungen und die präventiven Therapien an der Uniklinik Freiburg etabliert. Den Anstrengungen von Hartmut Neumann kam es zugute, dass die VHL-Erkrankung im Schwarzwald zufällig besonders häufig auftritt. Dies ist einem genetischen Gründer-Effekt zu verschulden. Eine VHL-Mutation VHL c.505 T>C (oder nach neuer Zählweise VHL c.292 T>C) hat sich hier besonders stark verbreitet, die sogenannte „Schwarzwaldmutation". Die meisten Betroffenen leben im Raum des Schwarzwaldes und der Rheinebene zwischen Freiburg und Offenburg und sind vermutlich alle weitläufig miteinander verwandt (Abbildung X „Schwarzwaldmutation"). Die Prognose der VHL-Krankheit bei Träger:innen der Mutation VHL c.505 T>C ist insgesamt gut. Die Freiburger Arbeitsgruppe konnte zeigen, dass die Lebenserwartung sich nicht von der der Allgemeinbevölkerung unterscheidet. Hier gehen die Vorsorgeuntersuchungen als wesentlicher Faktor ein.

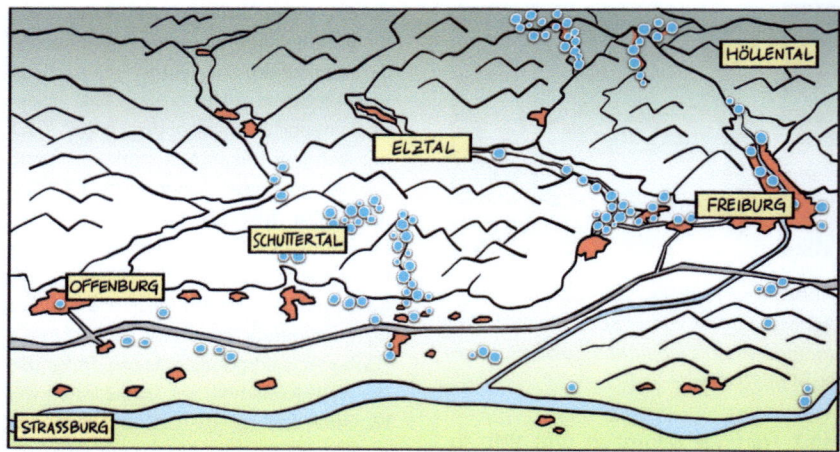

Abbildung 2: Panoramakarte mit Wohnorten der Patienten mit der sogenannten „Schwarzwaldmutation"

Die konsequente Sammlung von Patientendaten, klinischen Verläufen und Biomaterial wie Blutproben und Tumorgewebe durch Prof. Neumann über viele Jahre legte den Grundstein für verschiedene Forschungsarbeiten, von denen wir heute noch profitieren. Wesentliche neue Erkenntnisse der Arbeiten von Prof. Neumann betreffen die Optimierung der Kontrolluntersuchungen sowie die Indikationen und Therapien von VHL-Betroffenen. Durch seine zahlreichen Veröffentlichungen in Form von wissenschaftlichen Originalarbeiten wie auch Buchartikeln hat Prof. Neumann dem Thema VHL viel Gehör und Aufmerksamkeit verschafft. Prof. Neumann gab den wesentlichen Anstoß zur Gründung der Deutschen VHL-Patientenselbsthilfegruppe. Prof. Neumann lud 2006 erstmals verschiedene internationale VHL-Forscher zu einem VHL-Symposium nach Freiburg ein. Es kamen VHL-Wissenschaftler aus Europa, USA und auch Japan. Darunter war auch Alfred Knudson, der Beschreiber der „2-hit-theory". Diese besagt, dass gewisse Tumoren (so auch alle VHL-Tumoren) durch zwei genetische Ereignisse verursacht werden müssen. Dies sind, wie sich später herausstellte, die Mutationen der beiden Allele des VHL Gens. Das Symposium fand grossen Anklang und seither versammeln sich alle an VHL interessierten Wissenschaftler alle zwei Jahre zum Internationalen VHL-Symposium. Auf diesen Symposien tauschen sich bis heute alle an VHL interessierten Wissenschaftler:innen der Welt über ihre aktuellen Forschungsarbeiten und den Stand der Dinge aus. Diese Symposien sind für die Teilnehmer:innen jeweils eine wichtige Inspiration für eigene Arbeiten sowie zur internationalen Zusammenarbeit an multizentrischen Projekten.

Für seine Errungenschaften für die VHL-Betroffenen erhielt Prof. Neumann verschiedene Ehrungen und Auszeichnungen, darunter das Bundesverdienstkreuz, den Hufeland-Preis für Präventivmedizin, die Semmelweis-Medaille der Universität Budapest sowie verschiedene Ehrendoktortitel. Prof. Neumann ist inzwischen als Professor emeritus im Ruhestand und nimmt weiterhin aktiv an VHL-Forschungsvorhaben teil.

13.3 Ausblick

Durch die ständige Verbesserung der Medizin wurde vieles für VHL-Betroffene erreicht. Die Identifikation der Betroffenen, die Verfügbarkeit der Mutationsanalysen, die Kontrolluntersuchungen für VHL sowie die Verbesserungen der chirurgischen Behandlungsverfahren sind dabei wichtige Meilensteine. Inzwischen ist VHL keine unbekannte unbehandelbare Krankheit mehr. Die Erkrankung und die jeweiligen Tumoren können sicher diagnostiziert und zumeist auch gut behandelt werden.

Wohin geht der Weg in Zukunft? Wie sieht VHL in 10, 20 oder 50 Jahren aus? Chirurg:innen werden weiter an ihren Methoden feilen und die Operationen immer noch schonender und sicherer machen. Gewaltige und grundsätzliche Veränderungen der Behandlung von VHL-Betroffenen sind auf dem Gebiet der Chirurgie allerdings eher nicht mehr zu erwarten.

Die großen Veränderungen werden auf dem Gebiet der molekularen Medizin kommen. Wir werden immer besser die molekularen Zusammenhänge des Entstehens und Wachstums von VHL-Tumoren verstehen. Und dieses Wissen werden wir uns zunutze machen, um die Tumoren besser überwachen und behandeln zu können. Durch diese Erkenntnisse könnten Biomarker (z.B. im Blut) identifiziert werden, die uns genaue Aussagen über das Wachstum und zu-

künftige Verhalten der Tumoren erlauben.

Vielleicht werden irgendwann Operationen nicht mehr notwendig sein und die Tumoren können durch gezielte Chemotherapien im Wachstum gehemmt oder gar verkleinert werden. Oder vielleicht können in Zukunft Medikamente gefunden werden, die verhindern, dass die Tumoren bei VHL-Mutationsträger:innen überhaupt erst auftreten. Etwas schwerer vorstellbar aber nicht undenkbar wäre es, dass die VHL-Mutationen verhindert oder repariert werden könnten. Die Entwicklung solcher Möglichkeiten wird vom Voranschreiten des Verständnisses der Grundlagen von VHL auf molekularer und histomorphologischer (=Architektur des Gewebes) Ebene abhängen.

Die aktuellsten Substanzen greifen bereits ziemlich gut die Wurzel des Problems: Die Gruppe der HIF2alpha Inhibitoren hemmt direkt die Überaktivität von HIF, welches ja normalerweise durch ein funktionierendes VHL-Protein abgebaut werden sollte. Die beobachteten Effekte sind deutlich vielversprechender als die bisher verwendeten Substanzen, die erst weiter unten in der Kaskade der molekularen Fehlregulationen greifen. Der neue Wirkstoff Belzutifan ist einer dieser HIF2alpha Inhibitoren.

In den ersten Studien konnte eine Wirkung nicht nur gegen Nierenzellkarzinome und Pankreastumoren, sondern nun erstmals auch gegen Hämangioblastome beobachtet werden. Das kann man nach der jahrelangen erfolglosen Suche einer Chemotherapie gegen Hämangioblastome durchaus als neuen Meilenstein in der Therapie bezeichnen, sofern sich die ersten Ergebnisse im Verlauf bestätigen. Und selbst wenn sich die ersten optimistischen Ergebnisse an einer größeren Patientenzahl nicht bestätigen sollten (ja – so etwas gibt es leider nicht selten in der Medizin), so wäre zumindest die Richtung für neue Therapien klarer und es wäre nur eine Frage der Zeit, bis eine entsprechende Substanz gefunden wird.

Bislang werden bei Belzutifan kaum schwere Nebenwirkungen beobachtet. Die Substanz ist für VHL-Betroffene in den USA bereits zugelassen und der Hersteller wartet noch auf die Zulassung für den europäischen Markt. Wenn sich die bisherigen Beobachtungen an größeren Patientenzahlen bestätigen sollten, könnte Belzutifan zu einem echten „game-changer" werden und VHL für die Betroffenen zu einer ganz anderen Krankheit machen.

Viele Prozesse der Entstehung von VHL und VHL-assoziierten Tumoren sind noch nicht vollständig aufgeklärt. In einer Erweiterung des Verständnisses über die molekularen Vorgänge liegt der Schlüssel zur Entwicklung neuer Behandlungsmöglichkeiten. Dies wird die Aufgabe der VHL-Grundlagenforscher:innen sein.

Für die klinische Forschung dürfte eine Verbesserung und individuellere Gestaltung des Screenings (abhängig z.B. von Mutationen) für die Zukunft zu erwarten sein. Für die VHL-Zentren werden Zertifizierungen hoffentlich eine gleichmäßig hochwertige Versorgung der VHL-Betroffenen überall in Deutschland bringen. Eine zunehmende Vernetzung der klinisch forschenden Zentren wäre für die Zukunft wünschenswert, auf nationaler Ebene, auf Ebene der EU und auf internationaler Ebene. Damit könnten die Schwierigkeiten und Limitierungen der Forschung, die sich durch die Seltenheit der Erkrankung, der limitierten Verfügbarkeit klinischer Daten und Gewebe ergeben, überwunden werden.

Teil 2: Soziale Themen und die VHL-Selbsthilfe

1. Hilfe bei der Krankheitsbewältigung

PD Dr. Schumacher, Münster

1.1 Allgemeines

Eine VHL-Erkrankung betrifft Menschen nicht nur körperlich, sondern immer in ihrer Gesamtheit. Oft sind mit dieser Erkrankung Vorstellungen von Ausgeliefertsein verbunden. So ist es nicht verwunderlich, dass die Diagnoseeröffnung für den betroffenen Menschen einen Schock bedeuten kann.

Dieser Schock kommt sicher auch dem nahe, was der Soziologe Nikolaus Gerdes über die Mitteilung der Krebsdiagnose sagt: es sei ein „unfreiwilliger Sturz aus der normalen Wirklichkeit". Durch die Krise einer bedrohlichen Erkrankung kann der betroffene Mensch aus seiner bis dahin gewohnten selbstverständlichen Wirklichkeit geworfen werden. In der Regel leben wir mit unseren Gedanken weit in die Zukunft voraus, handeln wir so, als ob das Leben ewig weitergeht. Mit der Diagnose jedoch geht Unbeherrschbares, Nicht-Planbares einher. Für einen betroffenen Menschen kann sich dies unter Umständen so anfühlen, dass das Leben nicht immer so weitergehen wird wie bisher.

Eine solche Erkrankung stellt eine menschliche Extremsituation dar, die Erkrankte und Angehörige bewältigen müssen. Der Verlauf der VHL-Erkrankung ist im individuellen Fall schwer bestimmbar. Dies führt zu Angst vor dem Ausbruch der Erkrankung, vor der Behandlung oder eben auch das Warten

bis Tumore wachsen, die dann zu einer Behandlung führen – dass alles hält die Betroffenen in einer nahezu immerwährenden Spannung. Zusätzlich können auch Zweifel entstehen, an der Richtigkeit der Entscheidungen, der eigenen wie auch der ärztlichen.

Die somatischen, sozialen und auch seelischen Folgen der Erkrankung und der Therapie sind für die meisten Betroffenen nicht in der ganzen Tragweite überschaubar und entziehen sich zumindest teilweise ihrem Einfluss. Zum Beispiel müssen Betroffene unter Umständen nicht nur einer eingreifenden Operation zustimmen. Sie sollten sich danach auch damit einverstanden zeigen, durch die notwendigen Kontrolluntersuchungen immer wieder an ein Krankenhaus angebunden zu sein. In einer solchen Situation fühlen sich Menschen oft zurückgeworfen, auf die Stufe von Abhängigkeit, Hilflosigkeit und Ohnmacht - und das alles kann besonders viel Angst auslösen.

1.2 Psychische Reaktionen

Die häufigsten und typischsten Gefühle im Zusammenhang mit einer solchen Erkrankung sind vor allem Depression und Angst. Diese Reaktionen treten auch in maskierter Form auf: als Abkapselung von der Umwelt, Verleugnung von Problemen, ja sogar Verleugnung der Krankheit, als Regression, ein Zurückfallen auf kindliche Verhaltensmuster, stark Ich-bezogenes Verhalten oder auch als

Aggression gegenüber der Familie und den behandelnden Personen. Gerade für Menschen mit erblichen Erkrankungen gilt, dass diese Erkrankung auch die Familienplanung und die persönliche Intimsphäre berührt und beeinflusst, Unsicherheit begleitet die Betroffenen auf ihrem Weg durch Krankheit und Therapie.

All diese Gefühle schwanken meist im Verlauf von Krankheit und Behandlung, sind je nach Phase mal stärker oder schwächer ausgeprägt und zeigen sich auch mit unterschiedlichen Gesichtern. Am Anfang steht zumeist der Schock, das Gefühl „als würde einem der Boden weggezogen", oder wie eine Frau einmal formulierte „mit der Diagnose, da blieb die Uhr stehen." Es dauert meist eine Weile bis die Krankheit als Teil der eigenen Realität begriffen werden kann. Viele Betroffene kommen im Lauf ihrer Erkrankung an einen Punkt, an dem sie meinen, einfach nicht mehr weiter zu können. Sei es dadurch, dass die Nebenwirkungen der Behandlung überhandnehmen, die Schmerzen nicht besser zu werden scheinen oder auch die immer wiederkehrenden Routineuntersuchungen zunehmend nicht mehr aushaltbar erscheinen. Dazu stellen sich die Fragen, ob sich all diese Maßnahmen denn auch lohnen, eine Garantie auf Heilung wird einem in der Klinik ja nicht gegeben. Auf der anderen Seite hat man aber in dieser Zeit der Behandlung mit Recht das Gefühl, es wird aktiv etwas gegen die Krankheit getan, die Tumorzellen werden bekämpft.

Mit dem Abschluss einer Behandlung oder Kontrolluntersuchung können wieder neue Ängste auftauchen: Man verlässt nun die Klinik, die trotz aller un-

schöner Begleiterscheinungen ja auch einen gewissen Schutzraum darstellte. Die Therapie wird zu diesem Zeitpunkt für beendet erklärt, ohne dass man weiß, wie die Krankheit sich weiter bemerkbar machen wird. Die Angst vor einem Fortschreiten der Erkrankung begleitet die Betroffenen ihr Leben lang. Am meisten ist die Angst wohl vor einer anstehenden Kontrolluntersuchung zu spüren, da hier eine starke Konfrontation mit der Krankheit entsteht. Diese Untersuchungen sind oft lästig und gefürchtet, aber auch notwendig, um den Gesundheitsstatus zu kontrollieren.

Auch beim Aufbauen und Aufrechterhalten eines Lebensalltags merken Betroffene, dass diese Aufgabe Schwierigkeiten mit sich bringen kann. Während der Behandlungszeit hat sich unter Umständen auch in der Familie und im Beruf manches verändert. Angehörige und Kolleg:innen haben längere Zeit ohne einen auskommen müssen, haben neue Rollen übernommen. Jetzt sollten die Aufgaben und Verantwortlichkeiten wieder neu verteilt werden. Dabei kann man noch nicht so recht abschätzen, wie viel man sich eigentlich zumuten kann und soll.

Der Weg „zurück zum Leben" erschließt sich manchen Betroffenen im Rahmen einer psychologischen Begleitung. Aber nur aufgrund der Diagnose VHL besteht noch keine Indikation für eine psychologische Behandlung. Selbsthilfegruppen und Beratungsstellen sind eine wichtige Anlaufstelle für Betroffene. Hier finden sie zum einen Informationen, auch einen Überblick über das vorhandene Aufklärungsmaterial. Darüber hinaus erleben viele Menschen den Austausch mit anderen Betroffenen als hilfreich.

1.3 Typische Bewältigungswege

Natürlich liegt die Frage nahe, welche Verhaltensweisen einen hilfreichen Einfluss auf die Verarbeitung einer Erkrankung haben. Ziel der Krankheitsbewältigung soll - allgemein gesagt - ein verbessertes Zurechtkommen mit der Krankheit und ihren Folgen sein. Solche Zielvorgaben können aber natürlich bei Betroffenen, Angehörigen und Behandler:innen durchaus unterschiedlich definiert werden. Während Ärzt:innen zum Beispiel hohe Compliance (also die Mitarbeit bei der Therapie) als erstrebenswertes Ziel ansehen, kann für den betroffenen Menschen die Wiedergewinnung seines Wohlbefindens an erster Stelle stehen. Ehepartner:innen setzen vielleicht wieder andere Maßstäbe, beispielsweise die Aufrechterhaltung der sozialen Beziehungen.

Die psychoonkologische Forschung hat in vielen Studien die unterschiedlichen Verarbeitungsstrategien von Patient:innen (Coping) untersucht. Krankheitsbewältigung wird wie folgt definiert: ein summarisches Konzept für alle Verhaltensweisen, die die Auseinandersetzung mit der Erkrankung deutlich machen, zum Beispiel Informationssuche, aktives Kämpfen, Selbstermutigung, Abwehr, Verdrängen, Resignation, Darüber sprechen, soziale Vergleichsprozesse und so weiter. Gutes Coping setzt aktives Verhalten der Patient:innen voraus, verbunden mit der Fähigkeit, soziale und emotionale Ressourcen zu mobilisieren, das heißt sich vom Umfeld Unterstützung zu holen. Eine realistische Einschätzung der Problemsituation trägt ebenso zur geeigneten Anpassung bei, wie das Akzeptieren unveränderlicher Bedingungen. Phasenbezogen kann auch Verleugnen oder Ablenken entlastend wirken. Eher ungeeignet ist passives Coping im Sinn von Resignation, Aufgeben, Hoffnungslosigkeit, sozialem Isolieren, Grübeln und Selbstanklage.

Ein wichtiges Ergebnis der Forschung ist dies: Menschen, denen eine große Bandbreite an unterschiedlichen Bewältigungsstrategien zur Verfügung steht, können flexibler auf die unterschiedlichen Herausforderungen und Wechselfälle im Krankheitsverlauf reagieren.

Die Wirksamkeit einzelner Verarbeitungswege ist nicht per se zu bestimmen, sondern hängt sehr stark von Verlauf und Stadium der Krankheit ab. Wann Patient:innen welche Copingstrategie einsetzen, ist sowohl von psychischen Variablen wie auch von situativen Faktoren abhängig. Denn so wie ein Mensch seine Krankheit versteht und deutet, so wird er auch mit den krankheitsbedingten Veränderungen und Bedrohungen seines Körpers, seines Alltags und seiner sozialen Beziehungen umgehen.

Im Zusammenhang mit einer schweren Krankheit erfahren Menschen oft ein Gefühl des Verlusts der persönlichen Kontrolle über ihr eigenes Leben, nicht zuletzt durch die zahlreichen medizinischen Maßnahmen, denen sie sich unterziehen müssen. Es ist darum wichtig, neue Kraftquellen zu finden, das persönliche Selbstwertgefühl wieder zu stärken und so zu einer subjektiv befriedigenden Lebensqualität zu gelangen - trotz oder gerade auch mit der Krankheitserfahrung. Die persönliche Lebensqualität eines Menschen ist nun etwas sehr Individuelles. Sie hat viele unterschiedliche Facetten: Die körperliche Verfassung, das seelische Befinden und die Gestaltung der sozialen Beziehungen gehören dabei zu den wichtigsten Komponenten. Aber zum Beispiel auch die Funktionsfähigkeit im Alltag, oder eine spirituelle Komponente können dazu gehören.

Der Gestalttherapeut Hilarion Petzold hat den Begriff der so genannten Identitätsstiftenden Säulen geprägt: die 5 Säulen der Identität sind in seinem Konzept der Integrativen Psychotherapie Körper, soziales Netz, Arbeit & Leistung, materielle Sicherheit und Spiritualität.

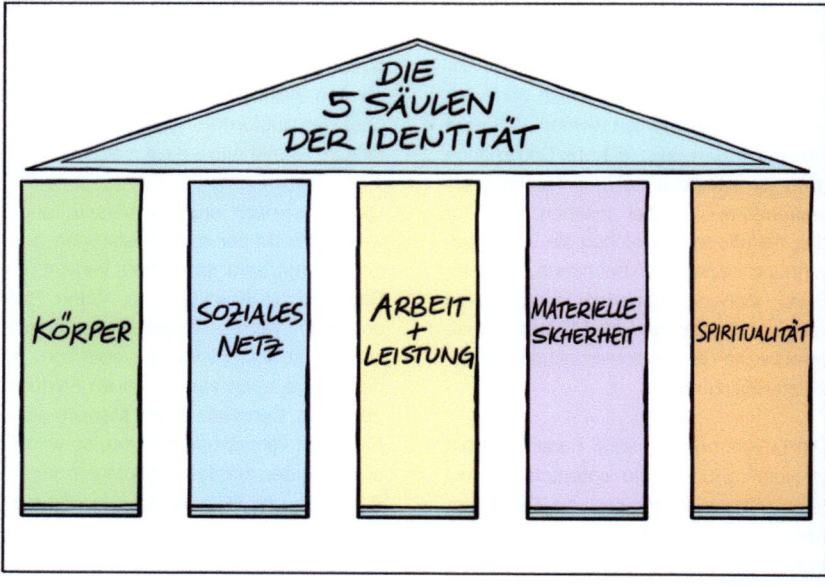

Abbildung: Die fünf Säulen der Identität nach Hilarion Petzold

Um eine solche andauernde Krise wie die VHL-Erkrankung bewältigen zu können, kann es helfen, für sich selbst Bausteine dieser 5 Säulen zu identifizieren. Manchmal ist einer dieser Bausteine nicht so im Leben ausgeprägt wie man es bräuchte – dann heißt es improvisieren, vielleicht verstärkt auf andere Kraftquellen bauen und schauen, ob und wie man einen Ausgleich finden kann. Dann gilt es auch, eigene bewährte Ressourcen zu finden

und zu aktivieren. Aufgabe ist es, das eigene Leben trotz Krankheit anzunehmen und zu gestalten und nicht wie das Kaninchen vor der Schlange zu sitzen und auf eine Verschlechterung zu warten, die ja unter Umständen nicht oder noch sehr lange nicht eintritt. In meiner Arbeit mit Krebspatient:innen berichten diese immer wieder über Beispiele für einen Gewinn an Lebensqualität durch die Krankheitserfahrung. Zentrale Themen sind hierbei die Veränderung der Prioritäten und Wertigkeiten im Alltag, die Entdeckung neuer Lebensperspektiven, das bewusstere

Wahrnehmen der „kleinen Freuden" und ganz allgemein ein intensiveres Lebensgefühl. Ein solcher Krankheitsgewinn erleichtert den betroffenen Menschen die Auseinandersetzung mit Krankheit und Therapie und ermöglicht somit auch ein Akzeptieren der Krankheitssituation.

Die Psychologie bezeichnet diese seelische Widerstandskraft, die hilft, Krisen zu meistern, als Resilienz. Resiliente Menschen klammern sich nicht an Ideen, nicht an Dinge, die ihnen Schmerz bereiten. Sie wissen, dass sich nichts im Leben festhalten lässt, sie geben sich nicht die Schuld für Niederlagen und betrachten eine schwierige Situation als Herausforderung. Diese Menschen bemühen sich um ein neues Gleichgewicht, finden es zuweilen und wenn es ihnen wieder entgleitet, geben sie trotzdem nicht auf. Vielen Betroffenen hilft es, Entspannungsübungen regelmäßig in ihren Alltag einzubauen. Ob man sich hierbei für Autogenes Training, Progressive Muskelentspannung nach Jacobsen, Atemmeditation, Yoga oder achtsamkeitsbasierte Wahrnehmungsübungen entscheidet, ist letztlich eine Frage des persönlichen Geschmacks.

Zusammenfassend kann man zur Frage der Krankheitsbewältigung letztlich sagen: Es lässt sich kein allgemein gültiges Rezept für erfolgreiche Krankheitsverarbeitung erstellen. Die unterschiedlichen Ansätze laufen meist auf eine Unterscheidung zweier Grundeinstellungen hinaus: entweder Kämpfen oder Aufgeben. Viele Untersuchungen zeigen, dass Menschen, die aktive Bewältigungsstile einsetzen, ihre Krankheit besser verarbeiten können.

Ich möchte hier aber auch eine Warnung anbringen. Man kann die Bewältigung einer solchen Erkrankung nicht so einfach „managen". Ich erlebe es oft, dass Patient:innen zugesprochen wird: Du musst jetzt kämpfen, wenn Du den Willen zu kämpfen hast, dann schaffst Du es. So berechtigt ein solcher Ausspruch auch erscheinen mag, zeugt er doch vor allem auch von der Hilflosigkeit der Umgebung. Wenn der kranke Mensch es nun aber nicht schafft, wenn die Krankheit fortschreitet, fühlt sich ein solcher Mensch unter Umständen alleingelassen, vielleicht sogar mit Gefühlen von Schuld und Versagen, da er angeblich nicht gut genug gekämpft hat. Und dies sind sicher keine hilfreichen Gefühle im Umgang mit der Erkrankung.

Solche Appelle an den Kampfgeist der Patient:innen, der Versuch, dem Menschen Mut zuzusprechen und ihm den Rücken zu stärken, sollten nicht zu einem völligen Ausblenden von Leid und der Auseinandersetzung mit Angst und Trauer führen. Alle Menschen, die mit Tumorpatient:innen zu tun haben, sei es als ärztliches Personal, sei es als Angehörige, werden im Umgang mit den kranken Menschen auch immer wieder mit der eigenen Angst konfrontiert, mit dem eigenen Heilungsanspruch. So sollte man sich manchmal fragen, ob die Betonung des kämpferischen Umgangs mit der Krankheit nicht auch der Abwehr eigener Unsicherheiten und Ohnmacht dient.

So wenig es für die Betroffenen ein eindeutiges Rezept für eine gute Krankheitsbewältigung gibt, so wenig gibt es auch für die Angehörigen ein eindeutiges Modell des guten, richtigen Umgangs mit den Betroffenen. Jedoch hat sich im

Umgang bewährt, wenn man durch ein tolerantes, gelassenes Verhalten Verständnis für die Lage signalisiert und immer wieder Angebote zum Gespräch macht, Ängste anspricht – alles ohne dabei bedrängend zu sein. Dies ist natürlich oft leichter gesagt als getan. Und so gilt eben auch, dass die Angehörigen in der Regel zwar nicht erkrankt, aber auch von der Erkrankung betroffen sind. Auch für sie kann es im Lauf der Zeit wichtig sein, sich Unterstützung zu holen, sei es in einer Beratungsstelle oder durch eine psychosoziale Begleitung.

1.4 Zusammenfassung

Es ist wichtig zu verstehen, dass Krankheitsverarbeitung kein geradlinig verlaufender Prozess ist, sondern ein vielen individuellen Einflussgrößen unterworfenes Geschehen. Scheinbar gegensätzliche Gefühle und Gedanken stehen im Erleben der Betroffenen oft eng beieinander. Die individuelle Auseinandersetzung mit der Erkrankung ist meist von Ambivalenz (das Nebeneinander von gegensätzlichen Gefühlen, Gedanken und Wünschen) geprägt: sich sowohl offen mit der Krankheit und deren Folgen auseinandersetzen, aber auch die Krankheit ablehnen, sie verdrängen, wegschieben zu wollen. Eine solche Ambivalenz ist aber angesichts der Komplexität des Krankheitsgeschehens durchaus verständlich. Für Betroffene als auch für Angehörige ist es entscheidend, sich selbst Zeit zu geben um den eigenen Weg im Umgang mit der Erkrankung zu finden.

2. Kinderwunsch

Prof. Dr. Decker, Freiburg

2.1 Allgemeines

Die VHL-Erkrankung wird autosomal dominant vererbt. Das bedeutet, dass die Wahrscheinlichkeit einer Vererbung bei 50% liegt und unabhängig vom Geschlecht erfolgt. Daher stellt sich für viele junge VHL-Betroffene die Frage, ob und wenn ja, wie sie sich ihren Wunsch nach Kindern erfüllen wollen. Hat ein Kind die Veränderung (Mutation) im VHL-Gen geerbt, wird es mit großer Wahrscheinlichkeit im Laufe seines Lebens Krankheitszeichen entwickeln. Zudem kann es seinerseits die Mutation dann wieder mit einer 50%igen Wahrscheinlichkeit an die nächste Generation weitervererben. Hat das Kind eines von VHL betroffenen Elternteils jedoch keine Genveränderung geerbt, wird es VHL weder weiter vererben noch selbst daran erkranken können. Es gibt jedoch die Möglichkeit, aus dieser bekannten 50:50 Wahrscheinlichkeit mittels Verfahren, wie der Präimplantationsdiagnostik (PID) eine nahezu 100%ige Sicherheit zu erzeugen, dass die VHL-Mutation nicht an eigene Kinder weitergegeben wird.

Einige Fragen, die sich werdenden Eltern stellen, sind nicht leicht zu beantworten. Soll die Präimplantationsdiagnostik in Anspruch genommen werden? Oder besser doch die Pränataldiagnostik? Oder es vielleicht doch lieber auf die Wahrscheinlichkeit ankommen lassen? Was tun bei einem auffälligen Befund? Bei der Klärung solcher oder ähnlicher Fragen kann eine professionelle Beratung, wie etwa durch eine Schwangerschaftsberatungsstelle, sehr hilfreich sein.

Vor der Durchführung einer genetischen Untersuchung haben werdende Eltern einen Anspruch auf kostenfreie psychosoziale Beratung in einer Schwangerschaftsberatungsstelle. Auf der Website www.familienplanung.de kann nach einer Beratungsstelle in der eigenen Umgebung gesucht werden.

Es ist sehr sinnvoll, wenn sich das potenzielle Elternpaar in ausreichender Ruhe und mit ausreichendem zeitlichem Abstand zu einer möglichen geplanten Schwangerschaft gemeinsam Gedanken macht. Eine selbstbestimmte und gut informierte Entscheidung kann dann in beiderseitigem Einverständnis getroffen werden, welche Schritte für die Zukunft in Frage kommen.

Grundsätzlich bestehen mehrere Möglichkeiten für die Familienplanung:

Sehr wenige Paare entscheiden sich heute, wegen VHL in der Familie keine Kinder zu bekommen.

Wenige werdende Eltern wählen aber - durchaus bewusst, die Möglichkeit, vor der Geburt keine genetische Diagnostik durchführen zu lassen, und zu akzeptieren, dass Chance und Risiko in gleicher Größe nebeneinander vorliegen. Das kann verschiedene persönliche Gründe haben und muss nach ausreichender Aufklärung von dem werdenden Elternpaar gemeinsam entschieden werden.

Möchte man eine genetische Diagnostik in Anspruch nehmen, bestehen in Deutschland heute grundsätzlich zwei Möglichkeiten:

Es gibt entweder die Pränataldiagnostik (PND) mit den folgenden Verfahren

- Plazenta-Punktion (Chorionzottenbiopsie)
- Fruchtwasseruntersuchung (Amniozentese)
- Nabelschnur-Punktion (Chordozentese, Fetalblutentnahme)

oder die Präimplantationsdiagnostik (PID).

Die Unterschiede dieser Verfahren werden im Folgenden erläutert.

2.2 Pränataldiagnostik (PND)

Unter Pränataldiagnostik (PND) versteht man allgemein vorgeburtliche Untersuchungen, die Aussagen über bestimmte Krankheiten und Behinderungen des Ungeborenen machen können. Um herauszufinden, ob eine VHL-Genträgerschaft vorliegt oder nicht, bedarf es einer invasiven Untersuchung, die in den Körper der Frau eingreift, indem Gewebeproben des Mutterkuchens, Fruchtwasser oder Blut des Embryos entnommen werden. Hierbei ist die enge Zusammenarbeit der Gynäkologie und Humangenetik ein wichtiger Erfolgsfaktor.

Bei der Plazenta-Punktion werden von dem entstehenden Mutterkuchen Zel-

len des Embryos mit einer dünnen Nadel durch die Bauchdecke entnommen. Sie wird ca. in der 12.-13. Schwangerschaftswoche durchgeführt. Das Risiko einer Fehlgeburt liegt bei ca. 0.5-1%. Das Endergebnis liegt nach ca. 5-14 Tagen vor.

Bei der Fruchtwasseruntersuchung werden mit einer dünnen Nadel durch die Bauchdecke 9-10ml Fruchtwasser entnommen, das Zellen des Kindes enthält. Dies wird im Regelfall in der 15.-18. Schwangerschaftswoche durchgeführt. Das Risiko einer Fehlgeburt liegt zwischen 0,2. und 1%. Es ist zum einen von dem Zeitpunkt der Untersuchung abhängig (je früher die Untersuchung durchgeführt wird, desto höher liegt das Risiko) und zum anderen von der Erfahrung des untersuchenden Arztes. Die Wartezeit auf das Ergebnis beträgt 5-14 Tage, also vergleichbar wie zu 1.1. (Nummerierung S.O.)

Bei der Nabelschnur-Punktion wird aus der Nabelschnur Blut des Kindes zur Untersuchung entnommen. Diese Untersuchung wird ab der 18. Schwangerschaftswoche durchgeführt. Es besteht ein Risiko für Komplikationen von 1 bis 3%, dieses sinkt mit zunehmender Dauer der Schwangerschaft. Die Untersuchung wird nur in Spezialzentren durchgeführt.

Der wesentliche Unterschied zwischen diesen drei invasiven Methoden liegt in der unterschiedlichen Dauer der Schwangerschaft, zu der eine solche Untersuchung vorgenommen wird, und dem entsprechend unterschiedlichen Risiko für Komplikationen. In entsprechend spezialisierten Zentren ist dieser Unterschied allerdings gering.

Bei den ersten beiden Verfahren besteht zudem die Möglichkeit einer Beeinträchtigung der Beurteilbarkeit durch eine so genannte maternale Kontamination (MK). Das bedeutet das Vorhandensein von mütterlichem Material in der zu untersuchenden Probe. Das ist unproblematisch, wenn der Vater der Träger der pathogenen Mutation ist. Ist die Mutter die Trägerin der Mutation, kann die Interpretation des Ergebnisses problematisch sein. Diese Gefahr ist bei der Plazenta-Punktion deutlich größer als bei der Fruchtwasser-Untersuchung. Um eine MK auszuschließen, können zusätzliche molekulargenetische Analysen notwendig werden.

Wichtig ist, dass die werdenden Eltern sich vor einer PND im Klaren sind, was bei Nachweis der pathologischen Mutation geschehen soll. Wenn ein Schwangerschaftsabbruch aus diesem Grunde von vornherein nicht in Betracht gezogen werden wird, ist eine PND nicht sinnvoll. Unabhängig davon kann natürlich aus anderen Gründen – zum Beispiel aus Altersgründen der werdenden Mutter – eine PND in Betracht kommen.

Während bei der PND eine Schwangerschaft vorliegt, wird beim nächsten Verfahren nur dann eine Schwangerschaft zustande kommen, wenn eine Trägerschaft für die in der Familie bekannte VHL-Mutation beim zu implantierenden Embryo mit an Sicherheit grenzender Wahrscheinlichkeit ausgeschlossen werden konnte. Das ist also ein grundlegender Unterschied.

2.3 Präimplantationsdiagnostik (PID)

Als Präimplantationsdiagnostik (PID) wird die genetische Diagnostik an einem Embryo vor seiner Übertragung in die Gebärmutter der Frau bezeichnet.

Das Verfahren ist aufwendig und erfordert eine enge Zusammenarbeit zwischen Humangenetik und Reproduktionsmedizin. Dem sich im Anschluss an eine künstliche Befruchtung in der Zellkultur entwickelnden Embryo werden Zellen entnommen, die dann auf genetische Störungen hin untersucht werden. Liegt eine Mutation vor, wird der Embryo nicht in die Gebärmutter übertragen. Es werden also nur gesunde Embryonen transferiert. Dadurch kann sichergestellt werden, dass das nächste Kind die pathogene Mutation nicht trägt.

Das Verfahren läuft in fünf Schritten ab:

(1) Zuerst erfolgt eine Hormonstimulation der Frau zur Eizellgewinnung.

(2) Danach wird eine außerkörperliche (extrakorporale) Befruchtung (In-vitro-Fertilisation IVF) durchgeführt.

(3) Nach wenigen Tagen erfolgt die Entnahme von 1-2 Zellen (Blastozysten-Biopsie) aus dem sich entwickelnden Embryo.

(4) Anschließend wird die genetische Diagnostik durchgeführt, bei der eine molekulargenetische Analyse zum Ausschluss, bzw. Nachweis, der bei einem der Eltern bekannten VHL-Mutation stattfindet. Auf Wunsch der Eltern kann hier zusätzlich auch eine Aneuploidie-Analyse erfolgen, um eine Chromosomen-Fehlverteilung (z. B. Trisomie 21) auszuschließen.

(5) Der letzte Schritt ist der Embryonentransfer in die Gebärmutter, und/oder zur Sicherheit auch in die Kryokonservierung (zusätzlicher Embryonen ohne Mutation).

Dieses Verfahren ist seit den frühen 1990ern etabliert und seit 2011 (2014) auch in Deutschland grundsätzlich unter strengen gesetzlichen Auflagen erlaubt. Eine Erlaubnis wird nur in Ausnahmefällen erteilt, wie etwa bei einer Veranlagung zu einer ernsthaften genetischen Erkrankung, wozu auch VHL gehört. Ein Prüfverfahren durch eine Ethikkommission ist für die mögliche Erteilung einer Erlaubnis vorgeschrieben.

Die Kosten für die Arbeit der Ethikkommission liegen zwischen 400 und 4000 Euro (je nach Aufwand) und müssen in jedem Fall selbst getragen werden. Hinzu kommen die Kosten, die im Rahmen der humangenetischen Analyse und der reproduktionsmedizinischen Behandlung entstehen. Die Gesamtkosten können im Einzelfall über 10.000 Euro betragen, wobei allerdings die gesetzlichen Krankenkassen die Kosten der medizinischen Leistungen in der Regel vollumfänglich übernehmen (Bestimmungen des Sozialgesetzbuches SGB V, §27a).

In Deutschland gibt es nur wenige für dieses komplizierte Verfahren staatlich zugelassene Zentren. Eine Zusammenstellung dieser Zentren hat der Bundesverband Reproduktionsmedizinischer Zentren Deutschlands e. V. (BRZ) auf seiner Website www.repromed.de zusammengestellt.

3. Versicherungen

Holger Borner, Rechtsanwalt, Bonn

Für VHL-Betroffene stellt sich gerade im Zusammenhang mit dem Vertragsabschluss mit privaten Versicherungsunternehmen die Frage, inwieweit sie Angaben zu ihrem Gesundheitszustand machen müssen und welche Folgen entsprechende Angaben haben. Deshalb soll zunächst die Frage nach der Zulässigkeit von Gesundheitsprüfungen geklärt werden, bevor im Anschluss einzelne Versicherungstypen vorgestellt werden.

Gesundheitsprüfung und Gentests

Bei Abschluss eines Versicherungsvertrages muss - je nach Versicherungstyp - damit gerechnet werden, dass im Zusammenhang mit dem entsprechenden Antrag Fragen zum Gesundheitszustand gestellt werden, etwa bei privaten Krankenversicherungen, wo dies sogar der Regelfall ist. Dabei geht es aber regelmäßig allein um diagnostizierte (Vor-)Erkrankungen bzw. bestehende gesundheitliche Beeinträchtigungen. Ein Gentest darf grundsätzlich nicht verlangt werden. Insoweit ist es bis auf wenige Ausnahmen (bei Versicherungssummen von über 300.000 Euro oder bei jährlichen Rentenleistungen von mehr als 30.000 Euro) auch nicht zulässig, auf die Ergebnisse etwaiger Genuntersuchungen in der Vergangenheit zurückzugreifen.

Das Gesetz über genetische Untersuchungen bei Menschen (Gendiagnostikgesetz) setzt insoweit den rechtlichen Rahmen. Dessen Ziel ist es, einerseits mögliche Gefahren bzw. eine Diskriminierung aufgrund genetischer Untersuchungsergebnisse zu verhindern, andererseits aber eine genetische Untersuchung im Interesse der betroffenen Person - also vor allem zur medizinischen Behandlung - zu ermöglichen. Genetische Untersuchungen dürfen hiernach grundsätzlich nur mit Einwilligung der betroffenen Person durch eine Ärzt:in stattfinden, begleitet von einer diesbezüglichen Beratung. Eine vorgeburtliche Genuntersuchung auf Krankheiten, die erst im Erwachsenenalter ausbrechen können, ist regelmäßig nicht zulässig. Dies trifft jedoch nicht auf VHL zu, denn die Erkrankung stellt eine Veranlagung zu einer ernsthaften genetischen Erkrankung dar, für die die Ausnahmeregel greift.

Dessen ungeachtet müssen die Angaben zum Gesundheitszustand richtig und vollständig sein. Es ist also beispielsweise auch anzugeben, ob eine Vorerkrankung besteht, wenn hiernach gefragt wird. Die Angaben sollten auf jeden Fall gewissenhaft und wahrheitsgetreu gemacht werden, denn falsche Angaben berechtigen den Versicherer dazu, den Versicherungsvertrag zu kündigen, von ihm zurückzutreten oder ihn (wenn die Vertragsbedingungen dies zulassen) einseitig zu ändern, etwa durch Erhebung eines Risikozuschlags. Und wird ein Vertrag gekündigt oder wegen arglistiger Täuschung angefochten, besteht auch kein Versicherungsschutz mehr. Somit kann die versicherte Person also die eigentlich angestrebte Leistung nicht mehr verlangen. Zugleich werden in der Regel auch die bereits geleisteten Beiträge nicht zurückerstattet.

Um sich abzusichern, wird vielfach empfohlen, im Vertrag bzw. im Antrag eine Ansprechperson zu benennen, die zu gesundheitlichen Fragen des Versicherungsunternehmens fachmännisch Stellung nehmen kann (z.B. die Hausärzt:in). So kann man zumindest teilweise die Verantwortung für die Richtigkeit der Angaben (einschließlich der entsprechenden Beweislast im Streitfall) auf den Versicherer verlagern. In der Regel verlangen die Versicherungsunternehmen ohnehin die Zustimmung, dass sie bei Ärzt:innen, Krankenhäusern oder auch Krankenkassen Informationen einholen können.

Probeantrag

Ist man sich gerade wegen einer bestehenden Vorerkrankung unsicher, ob und zu welchen Konditionen (Beitragshöhe, Leistungsumfang etc.) ein Versicherungsvertrag zustande kommt, gibt es die Möglichkeit, zunächst lediglich einen Probeantrag zu stellen. Dabei wird ein Antragsformular zwar ausgefüllt, jedoch nicht unterschrieben. Die Überschrift „Antrag" sollte man vorsorglich in „Probe-Antrag" oder „Antrag auf Probe" umformulieren. Der Vorteil besteht darin, dass dieser Antrag nicht rechtsverbindlich ist, so dass man dann bei mehreren auf diese Weise eingeholten Angeboten das für einen persönlich vorteilhafteste auswählen kann. Gleichzeitig muss man gegenüber den betreffenden Versicherungsgesellschaften nicht - was sonst oft der Fall ist - anzeigen, dass man es auch bei anderen Versicherungsunternehmen versucht hat. Wenn insoweit einmal eine Ablehnung vorliegt,

führt das schnell dazu, dass der andere Versicherer dann umso gründlicher prüft oder einen Vertrag zu schlechteren Konditionen anbietet. Auch kann so eher verhindert werden, dass man wegen möglicher „Auffälligkeiten" im sog. Hinweis- und Informationssystem (HIS) der deutschen Versicherungswirtschaft aufgenommen und geführt wird. Dies ist eine Datenbank, die nach eigenen Angaben vor allem dazu dient, Versicherungsbetrug und -missbrauch aufzudecken und vorzubeugen.

Zu bedenken ist jedoch, dass Probeanträge von vielen Versicherungsunternehmen nicht akzeptiert werden. Außerdem besteht umgekehrt auch für den Versicherer keine Rechtsverbindlichkeit, wenn die probeantragstellende Person ihrerseits (noch) keinen Rechtsbindungswillen zeigt. Verbindliche Angaben werden vom Versicherer grundsätzlich auch erst dann gemacht, wenn ihm ein unterschriebener Antrag vorliegt.

Krankenversicherung

Es gibt drei Möglichkeiten einer Versicherung in der gesetzlichen Krankenversicherung (GKV):

• die Pflichtversicherung (die vor allem für die meisten Arbeitnehmer:innen besteht, aber etwa auch im Regelfall für Auszubildende und Studierende sowie für Rentner:innen, soweit bestimmte Voraussetzungen erfüllt sind)

• die freiwillige Versicherung (für Personen möglich, die z.B. ein Einkommen oberhalb der Versicherungspflichtgrenze erzielen oder für Selbständige unter bestimmten Voraussetzungen)

• die Familienversicherung (für Ehepartner:innen und Kinder, soweit bestimmte Voraussetzungen erfüllt sind)

Die Aufnahme in der GKV unterliegt regelmäßig keiner Gesundheitsprüfung. Anders dagegen bei einer privaten Krankenversicherung. Diese Unternehmen können aufgrund der allgemein geltenden Vertragsfreiheit weitestgehend selbst entscheiden, mit wem und unter welchen Bedingungen sie einen Krankenversicherungsvertrag abschließen. Hier findet daher praktisch ausnahmslos im Vorfeld eine Gesundheitsprüfung statt, weshalb es für Menschen mit Behinderungen oder chronischen Erkrankungen kaum möglich ist, einen günstigen privaten Krankenversicherungsschutz zu erhalten. Teilweise wird ein Versicherungsvertrag sogar gänzlich abgelehnt.

Wer zwar gesetzlich krankenversichert ist, jedoch über seine Krankenkasse eine Krankenzusatz- oder Krankenergänzungsversicherung abschließen will (z.B. für Zahnersatz, Chefarztbehandlung, Einzelzimmer im Krankenhaus), muss sich in der Regel auch einer solchen Gesundheitsprüfung unterziehen. Denn die gesetzlichen Krankenkassen handeln hier nur als Vermittler, der Abschluss des Zusatzvertrages findet mit einem privaten Versicherungsunternehmen statt. Und hier gelten dann die gleichen Rahmenbedingungen wie für andere private Versicherungen auch.

Für Beamt:innen kann sich hingegen der Abschluss einer privaten Krankenversicherung auch dann lohnen, wenn eine Vorerkrankung vorliegt. Denn sie erhalten im Regelfall eine staatliche Beihilfe, die auch im Pensionsalter erhalten bleibt. Diese Beihilfe deckt aber nur einen Teil der entstehenden Krankheitskosten ab (meist zwischen 50 % und 80 %). Daher schließen die meisten Betroffenen eine ergänzende private Krankenversicherung ab, die für einen entsprechend günstigeren Tarif zu erhalten ist bzw. mit einem nur begrenzten Risikoaufschlag verbunden ist. Umgekehrt bieten derzeit nur einige Bundesländer einen Beitragszuschuss für Beamt:innen in der gesetzlichen Krankenversicherung an. Welche Versicherung im Einzelfall günstiger ist, sollte daher genau geprüft werden.

Gesetzliche Erwerbsminderungsrente

Eine gesetzliche Rente wegen voller oder teilweiser Erwerbsminderung kann erhalten, wer aus gesundheitlichen Gründen nicht mehr oder nur noch eingeschränkt arbeitsfähig ist. Dabei erhalten diejenigen, die wegen einer bestehenden Krankheit oder Behinderung weniger als drei Stunden am Tag arbeiten können, eine volle Erwerbsminderungsrente.

Für diejenigen, die zwar mindestens noch drei Stunden, aber nur noch weniger als sechs Stunden am Tag arbeiten können, kommt eine Rente wegen teilweiser Erwerbsminderung in Betracht. Diese Einschränkung der Erwerbsfähigkeit bezieht sich grundsätzlich auf alle Tätigkeiten, nicht nur auf den erlernten Beruf oder die bisher ausgeübte Tätigkeit. Wer arbeitslos und nur teilweise erwerbsgemindert ist kann einen Anspruch auf Rente wegen voller Erwerbsminderung haben, wenn ein entsprechender Teilzeitarbeitsplatz nicht vorhanden ist.

Für einen Rentenanspruch kommen weitere Voraussetzungen hinzu:

- Die Regelaltersgrenze darf noch nicht erreicht sein (also das Alter, in dem man eine Regelaltersrente beziehen könnte).
- Zudem muss man zuvor mindestens

fünf Jahre lang in der gesetzlichen Rentenversicherung versichert gewesen sein, wobei in den letzten fünf Jahren vor Eintritt der Erwerbsminderung mindestens drei Jahre mit Pflichtbeiträgen belegt sein müssen.

Gemäß dem Grundsatz „Reha vor Rente" prüft die Rentenversicherung auch, ob die Arbeitsfähigkeit durch Rehabilitationsmaßnahmen wiederhergestellt werden kann. Daher wird bei einem Antrag auf Erwerbsminderungsrente oft erst einmal eine Rehabilitation bewilligt, um dies medizinisch abzuklären. Wichtig ist auch, dass eine Erwerbsminderungsrente im Regelfall nur zeitlich befristet anerkannt wird, um zu sehen, wie sich der Gesundheitszustand weiter entwickelt. Nur in den Fällen, in denen erkennbar ist, dass sich der Gesundheitszustand nicht mehr bessert, und die Leistungsfähigkeit unter drei Stunden am Tag liegt, kann ausnahmsweise eine unbefristete Erwerbsminderungsrente bewilligt werden. Für alle Bezieher:innen einer befristeten Rente ist es daher wichtig, daran zu denken, rechtzeitig (etwa sechs Monate) vor Ablauf des Bewilligungszeitraums einen Antrag auf Weiterzahlung zu stellen.

Wie bei anderen Rentenarten auch, errechnet sich die Höhe der Erwerbsminderungsrente anhand der bis zum Renteneintritt eingezahlten Beiträge sowie der zurückgelegten rentenrechtlichen Zeiten, also den persönlichen Entgeltpunkten, daneben nach dem Rentenartfaktor und dem aktuellen Rentenwert. Die Berücksichtigung einer verlängerten Zurechnungszeit zu den Beitragsjahren führt dazu, dass auch jüngere Menschen mit Erwerbsminderung, aber nur geringen Beitragszeiten grundsätzlich eine Rente erhalten können.

Wer eine Erwerbsminderungsrente vor Erreichen des maßgeblichen Rentenalters beziehen möchte, muss allerdings Abschläge in Kauf nehmen. Sie betragen für jeden Monat des früheren Rentenbezugs 0,3 %, maximal 10,8 %. Dieser Abschlag bleibt lebenslang bestehen.

Welche Zeiten und damit welche Ansprüche im Einzelfall erreicht werden, sollte am besten in einem persönlichen Beratungsgespräch beim zuständigen Rentenversicherungsträger erfragt werden. Dort kann dann auch geklärt werden, in welcher Höhe ein Hinzuverdienst möglich ist und ob Alternativen bestehen, etwa - für Jahrgänge bis 1961 - eine Erwerbsminderungsrente bei Berufsunfähigkeit, eine Altersrente für schwerbehinderte Menschen oder auch eine Altersrente für langjährig Beschäftigte, die schon vor Erreichen der regulären Altersgrenze in Anspruch genommen werden können.

Private Berufsunfähigkeitsversicherung

Um die Lücke zwischen Erwerbsminderungsrente und dem bisher erzielten Einkommen zu schließen, bieten zahlreiche Versicherungen private Berufsunfähigkeitsversicherungen an. Auch hier findet im Vorfeld immer eine gründliche Gesundheitsprüfung statt, weshalb es gerade für VHL-Betroffene, die bereits Tumore entwickelt haben, meist aussichtslos ist, eine private Berufsunfähigkeitsversicherung abzuschließen. Soweit darüber hinaus auch noch kein Anspruch auf eine Erwerbsminderungsrente besteht, sollten Eltern überlegen, ob sie nicht frühzeitig einen Sparplan aufstellen, um im Falle einer

Erwerbsminderung ein kleines Finanzpolster für ihr betroffenes Kind zur Verfügung zu haben.

Für junge VHL-Betroffene (ab dem 15. Lebensjahr), die noch keine Tumore entwickelt haben, kommt der Abschluss einer Erwerbsunfähigkeitsversicherung in Betracht, die zwar auch einer Gesundheitsprüfung unterliegt, die aber nach Abschluss der Berufsausbildung ohne weitere Gesundheitsprüfung in eine Berufsunfähigkeitsversicherung umgewandelt werden kann.

Regelaltersrente

Arbeitnehmer:innen müssen Beiträge in die gesetzliche Rentenversicherung (oder in ein berufliches Versorgungswerk) einzahlen, woraus nach dem Erreichen des entsprechenden Rentenalters dann Leistungen bezogen werden. Die Höhe der Rente ergibt sich aus der Dauer und der Höhe der Beitragszahlungen. Bei der zuständigen Rentenversicherung können Informationen über die Höhe der zu erwartenden Rente und über eventuell bestehende Fehlzeiten eingeholt werden. Es empfiehlt sich daher, sich in einem persönlichen Termin näher beraten zu lassen.

In bestimmten Fällen besteht die Möglichkeit, Fehlzeiten durch eine nachträgliche freiwillige Beitragszahlung auszugleichen. Diese Möglichkeit sollte etwa geprüft werden, wenn erst seit kurzem oder bisher nur sehr geringe Beiträge entrichtet worden sind, jedoch erkennbar ist, dass eine Arbeitstätigkeit aus gesundheitlichen Gründen nicht mehr lange ausgeübt werden kann.

Der Abschluss einer privaten Rentenversicherung (meist ohne Gesundheitsprüfung) kann daneben in Einzelfällen Sinn

machen. Dabei gilt zu bedenken, dass die Leistungen hieraus erst ab Erreichen des vertraglich festgelegten Renteneintrittsalters erbracht werden.

Private Unfallversicherung

Ob eine private Unfallversicherung sinnvoll ist, muss jeder Mensch individuell für sich entscheiden. Von ihr werden aber regelmäßig nur Unfälle, also plötzliche von außen auf den Körper einwirkende Ereignisse, nicht aber (absehbare) Krankheiten abgedeckt. Für dauerhafte Einschränkungen aufgrund einer Erkrankung ist die zuvor erwähnte Berufsunfähigkeitsversicherung die richtige Versicherungsart. Bei vielen Tätigkeiten (vor allem bei versicherten Beschäftigungen) kommt im Falle eines Arbeitsunfalls oder einer Berufskrankheit der gesetzliche Unfallversicherungsschutz zum Einsatz. Da aber die geleisteten Renten- und sonstigen Leistungen oft nur einen Teil des entstandenen Bedarfs im Invaliditätsfall kompensieren, kann es ratsam sein, sich zusätzlich privat abzusichern, etwa um im Schadensfall zusätzlich eine lebenslange Unfallrente aus dieser privaten Versicherung zu erhalten. Wichtig ist dabei - wie eigentlich vor allen Abschlüssen eines (privaten) Versicherungsvertrags -, sich die Vertragsbedingungen genau durchzulesen, um zu wissen, welche Schäden tatsächlich abgesichert sind und welche Versicherungsleistungen unter welchen Voraussetzungen (z.B. Grad der Behinderung) im Schadensfall erbracht werden.

Pflegeversicherung

Alle gesetzlich Krankenversicherten sind automatisch auch in der sozialen Pflegeversicherung versichert. Privat Krankenversicherte hingegen müssen eine private Pflegeversicherung abschließen. Leistungen aus der Pflegeversicherung werden erbracht, wenn Pflegebedürftigkeit besteht. Dabei bestimmt sich der Umfang der Leistung nach dem Pflegegrad und der Art der erforderlichen Pflege. Voraussetzung für den Erhalt von Leistungen ist grundsätzlich, dass zum Zeitpunkt der Beantragung von Pflegeleistungen mindestens zwei Jahre in den letzten zehn Jahren eine (Familien-)Mitgliedschaft bestanden hat.

Pflegezusatzversicherung

Der Abschluss einer Pflegezusatz- oder Pflegetagesgeldversicherung kann sinnvoll sein, um die im Pflegefall entstehenden Kosten ergänzend abzudecken. Denn die durch die soziale Pflegeversicherung erbrachten Leistungen decken die Kosten meist nur zum Teil ab. Da es sich bei der Pflegezusatzversicherung um eine private Versicherung handelt, muss in der Regel mit Fragen zum Gesundheitszustand gerechnet werden. Allerdings wird die ergänzende Pflegezusatzversicherung seit mehreren Jahren staatlich gefördert, d.h. im Falle eines bestimmten monatlichen Mindestbeitrags werden die entsprechenden Verträge staatlich subventioniert. Entsprechende staatlich geförderte Versicherungen beinhalten zwar oft schlechtere Vertragsbedingungen, dafür entfällt hier aber in der Regel eine vorherige Gesundheitsprüfung bzw. Versicherer können hier niemanden wegen einer bestehenden Vorerkrankung ablehnen.

Da nicht alle Versicherungsunternehmen diese Form der Versicherung anbieten, sollte man vorab genau prüfen, ob diese

Möglichkeit überhaupt und zu welchen Bedingungen angeboten wird. Dessen ungeachtet sollte man sich verschiedene Angebote ansehen, da zum Teil deutliche Preisunterschiede bestehen. Auch ist zu bedenken, dass die Beiträge während der Vertragslaufzeit (in der Regel lebenslang) meist kontinuierlich ansteigen.

Lebensversicherungen

Die kapitalbildende Lebensversicherung nimmt zwar in ihrer Bedeutung immer mehr ab, ist aber nach wie vor in Deutschland eine der klassischen Formen der privaten Alterssicherung. Hierbei wird der Großteil des monatlichen Beitrags zur Kapitalbildung verwendet, während nur ein kleiner Teil für den vorzeitigen Todesfall zurückbehalten wird. Die kapitalbildende Lebensversicherung ist eigentlich immer mit einer (zumindest erleichterten) Gesundheitsprüfung verbunden, weshalb VHL-Betroffene, die bereits Tumore entwickelt haben, einen solchen Vertrag in der Regel nicht werden abschließen können. Alternativ kommt eine so genannte Risikolebensversicherung in Betracht, die im Todesfall der versicherten Person zur Auszahlung der Versicherungssumme an eine im Vertrag genannte Person führt. Offenbar gibt es hier Anbieter, die eine solche Versicherung ohne Gesundheitsprüfung anbieten. Allerdings ist dann meist eine mehrjährige Anwartschaft erforderlich, außerdem ist die Versicherungssumme in der Regel deutlich beschränkt. Daher sollte geprüft werden, ob nicht eine Sterbe- oder eine Sterbegeldversicherung die bessere Alternative ist.

Renten- und Versicherungsberatung

Wie bereits verschiedentlich angesprochen, ist gerade im Zusammenhang mit der gesetzlichen Rentenversicherung zu empfehlen, vor Antragstellung einen persönlichen Beratungstermin wahrzunehmen. Alternativ hierzu stellt die Deutsche Rentenversicherung auch ein Beratungsangebot durch ehrenamtlich Tätige zur Verfügung. Ob man sich darüber hinaus Empfehlungen bei unabhängigen Rentenberater:innen oder auch unabhängigen Versicherungsberater:innen (also Menschen, die nicht für ein bestimmtes Versicherungsunternehmen tätig sind und lediglich Vertragsabschlüsse mit diesem vermitteln) holen sollte, ist eine persönliche Entscheidung. Im Vorfeld einer solchen Beratung sollte man sich aber über die zu erwartenden Kosten informieren.

4. Behinderung und Schwerbehinderung

Holger Borner, Rechtsanwalt, Bonn

Für Menschen mit Behinderungen bestehen zahlreiche Regelungen, aus denen sich Ansprüche auf Teilhabe, Nachteilsausgleiche oder Unterstützungsleistungen ergeben, ebenso Ansprüche auf Abwehr von Benachteiligungen und Diskriminierung. Wesentliche Regelungswerke sind insbesondere das Sozialgesetzbuch 9 (SGB IX) sowie das Behindertengleichstellungsgesetz (BGG) und auf internationaler Ebene die UN-Behindertenrechtskonvention.

Der Begriff der Behinderung ist dabei nicht auf reine körperliche Funktionsbeeinträchtigungen wie etwa eine Gehunfähigkeit oder Sehbeeinträchtigung beschränkt. Nach der Definition in § 2 Absatz 1 SGB IX sind Menschen mit Behinderungen:

... Menschen, die körperliche, seelische, geistige oder Sinnesbeeinträchtigungen haben, die sie in Wechselwirkung mit einstellungs- und umweltbedingten Barrieren an der gleichberechtigten Teilhabe an der Gesellschaft mit hoher Wahrscheinlichkeit länger als sechs Monate hindern können. Eine Beeinträchtigung nach Satz 1 liegt vor, wenn der Körper- und Gesundheitszustand von dem für das Lebensalter typischen Zustand abweicht. Menschen sind von Behinderung bedroht, wenn eine Beeinträchtigung nach Satz 1 zu erwarten ist.

Das bedeutet, dass von einer Behinderung immer dann auszugehen ist, wenn eine Abweichung des Körper- oder Gesundheitszustandes von dem für das Lebensalter typischen Zustand für länger als sechs Monate vorliegt. Es kann also auch eine (chronische) Erkrankung ursächlich für eine Behinderung sein bzw. eine solche darstellen.

Speziell von einer Schwerbehinderung ist dann die Rede, wenn ein bestimmtes Maß an gesundheitlicher Beeinträchtigung erreicht ist. In § 2 Absatz 2 SGB IX heißt es hierzu:

Menschen sind im Sinne des Teils 3 schwerbehindert, wenn bei ihnen ein Grad der Behinderung von wenigstens 50 vorliegt und sie ihren Wohnsitz, ihren gewöhnlichen Aufenthalt oder ihre Beschäftigung auf einem Arbeitsplatz im Sinne des § 156 rechtmäßig im Geltungsbereich dieses Gesetzbuches haben.

Zur Feststellung, in welchem Umfang Leistungsansprüche bestehen, muss also zunächst geklärt werden, welcher Grad der Behinderung vorliegt. Dieser ist zwar nicht für alle gesetzlichen Ansprüche maßgeblich, jedoch lässt sich mit ihm leicht nachweisen, dass eine gesundheitliche Beeinträchtigung in einem Maß besteht, die zur Inanspruchnahme bestimmter Leistungen berechtigt. Wenn ein Grad von 50 vorliegt, spricht man von einer Schwerbehinderung, die wiederum zu speziellen Ansprüchen führt (siehe nachfolgende Ausführungen).

Versorgungsmedizinische Grundsätze

Für die Klärung, ob und inwieweit eine bestimmte gesundheitliche Beeinträchtigung zur Feststellung eines Behinderungsgrades führt, ist zunächst ein Blick in die Versorgungsmedizin-Verordnung (VersMedV) hilfreich, in der die Versorgungsmedizinischen Grundsätze geregelt sind. Diese enthalten die vom so genannten unabhängigen Ärztlichen Sachverständigenbeirat Versorgungsmedizin gefassten Beschlüsse und Empfehlungen und spiegeln damit den aktuellen medizinisch-wissenschaftlichen Stand der Versorgungsmedizin wider. Je nach den einzelnen Beratungsergebnissen des Ärztlichen Sachverständigenbeirates wird die Versorgungsmedizin-Verordnung dann durch eine entsprechende Änderungsverordnung aktualisiert.

Die „Versorgungsmedizinischen Grundsätze" kommen sowohl für das so genannte Soziale Entschädigungsrecht als auch für das Schwerbehindertenrecht zur Anwendung. Deshalb wird für das Soziale Entschädigungsrecht vom Grad der Schädigungsfolgen (GdS) und für das Schwerbehindertenrecht vom Grad der Behinderung (GdB) gesprochen. Beide sind das Maß für die Beeinträchtigung an der Teilhabe am Leben in der Gemeinschaft und werden nach gleichen Grundsätzen bemessen.

Grundsätzlich gilt: Ausschlaggebend für die Anerkennung eines GdB oder eines GdS ist nicht allein die Krankheit als solche, sondern die hierdurch hervorgerufenen gesundheitlichen Funktionsbeeinträchtigungen. Neben körperlichen Einschränkungen zählen dazu etwa auch seelische und psychische

Begleiterscheinungen und Schmerzen. Der für eine VHL-Erkrankung ursächliche Gendefekt bewirkt für sich genommen also noch keinen GdB. Vielmehr fließen erst die sich aus den einzelnen Krankheitszeichen (z.B. einem Tumor der Wirbelsäule) resultierenden Funktionsbeeinträchtigungen, etwa Sensibilitäts- oder motorische Störungen, in die Beurteilung ein. Deshalb tauchen viele Erkrankungen - wie eben auch das Von-Hippel-Lindau-Syndrom - nicht namentlich in den Versorgungsmedizinischen Grundsätzen auf. Vielmehr ist hier anhand einzelner Symptome und auch vergleichbarer oder übergeordneter Krankheitsbilder ein GdB festzustellen. Dabei wird beispielsweise im Falle einer Tumorbehandlung bzw. -entfernung für den Zeitraum einer so genannten Heilungsbewährung ein bestimmter GdB angegeben. Auch sind stets mögliche psychische Beeinträchtigungen - gerade bei einer mentalen Dauerbelastung - zu berücksichtigen.

Antragstellung

Die Feststellung, ob und inwieweit ein Grad der Behinderung (GdB) anzuerkennen ist, erfolgt durch das zuständige Amt in der Kommune oder im Regierungsbezirk. Dabei handelt es sich um das so genannte Versorgungsamt, heute auch - je nach Bundesland - oft unter dem Namen Landesamt für Soziales oder auch Amt für Soziale Dienste bekannt.

Das Antragsverfahren kann durch ein formloses Schreiben eingeleitet werden, woraufhin man dann meist einen entsprechenden Vordruck zum Ausfüllen vom Amt zugesandt erhält. Man kann sich dieses Formular aber in der Regel auch gleich selbst aus dem Internet herunterladen. Das Eingangsdatum des Antrags ist dann grundsätzlich ausschlaggebend für den Beginn der Anerkennung der (Schwer-)Behinderteneigenschaft, soweit der Antrag positiv beschieden wird. In dem Antragsformular gibt man die bestehenden Gesundheits- und Funktionsbeeinträchtigungen an. Das können auch verschiedene Erkrankungen und Behinderungen sein, wenn dadurch unterschiedliche Beschwerden vorliegen. Das ist zum Beispiel der Fall, wenn eine Person neben VHL-bedingten Funktionsstörungen zugleich an einem Reizmagen leidet, an Neurodermitis oder auch an einer Skoliose der Wirbelsäule. Im Zweifel sollten lieber alle Symptome angegeben werden, auch wenn sie später womöglich als Begleiterscheinung oder Auswirkung der Haupterkrankung angesehen werden. Darüber hinaus werden im Antrag die behandelnden Ärzt:innen und Therapeut:innen abgefragt, wo das Amt dann die entsprechenden Befundberichte anfordert. Auch Angaben zu Krankenhausaufenthalten und Reha-Kliniken sollten vollständig gemacht werden. Für diese Angaben ist es erforderlich, dass man im Antrag die Entbindung von der Schweigepflicht der behandelnden Personen erklärt. Schließlich darf auch nicht vergessen werden, den Antrag zu unterschreiben.

Natürlich können aktuelle Befundberichte und Untersuchungsergebnisse, über die man verfügt, auch gleich selbst beigefügt werden. Hilfreich ist es auf jeden Fall, die betreffenden Behandler:innen im Vorfeld darüber zu informieren, dass man einen Antrag gestellt hat und das Versorgungsamt deshalb später die entsprechenden Befunde anfordert. Dadurch kann die reibungslose Weiterleitung an die Behörde und die dortige Bearbeitung erleichtert werden. Müssen bestimmte Atteste und Berichte erst mühsam zusammengetragen werden, wirkt sich das zeitlich auf das Verfahren aus.

Die Befundberichte werden sodann einer Gutachterstelle des Versorgungsamtes vorgelegt, die anhand der erwähnten Versorgungsmedizinischen Grundsätze den GdB und ggf. den Anspruch auf ein so genanntes Merkzeichen (Nachteilsausgleich) feststellt. Diese Festsetzung erfolgt regelmäßig per Aktenlage.

Soweit für einzelne Erkrankungen bzw. Funktionsbeeinträchtigungen einzelne GdB-Werte festgestellt werden, wird hieraus ein Gesamt-GdB gebildet. Dabei werden die Einzelwerte jedoch nicht einfach addiert. Vielmehr werden sie in ihrer Gesamtheit unter Berücksichtigung ihrer wechselseitigen Beziehungen und Wirkungen untereinander beurteilt, wobei regelmäßig vom höchsten Einzel-GdB ausgegangen wird und dann die weiteren Einzel-GdB unter Umständen eine Erhöhung bewirken. Treffen insoweit mehrere Funktionsbeeinträchtigungen aufeinander, wird geprüft, inwieweit sie voneinander unabhängig sind oder sich überschneiden. So wirkt es sich bei der Bewertung beispielsweise auf den Gesamt-GdB aus, wenn bei paarigen Organen, wie den Nieren oder Augen, beide Seiten betroffen sind.

Bescheid

Das Ergebnis der Beurteilung durch die Gutachterstelle bzw. die Behörde wird der antragstellenden Person in Form eines schriftlichen Bescheids mitgeteilt. Dort sind die Einzel-GdB wie auch der Gesamt-GdB aufgeführt, ebenso die Merkzeichen, soweit solche gleichfalls zuerkannt werden. Letztere beinhalten so genannte Nachteilsausgleiche und werden durch Buchstaben gekennzeichnet. „G" steht beispielsweise für „Beeinträchtigung der Bewegungsfähigkeit", „aG" für „außergewöhnliche Gehbehinderung" oder „H" für „Hilflosigkeit". Aus ihnen ergeben sich dann bestimmte Leistungsansprüche wie etwa das Recht zur Nutzung eines Behindertenparkplatzes oder auch die unentgeltliche Nutzung des öffentlichen Personennahverkehrs. Auch die GdB-Höhe kann zu bestimmten Leistungen führen, etwa zu Steuererleichterungen oder zu einem besonderen Kündigungsschutz am Arbeitsplatz.

Rechtsfolgen dieser Art entstehen grundsätzlich erst ab einem GdB von 20, ein GdB von 50 bedeutet das Vorliegen einer „Schwerbehinderung" im Sinne des Teil 3 des SGB IX und führt beispielsweise zu dem erwähnten besonderen Kündigungsschutz oder auch zu einem Anspruch auf zusätzliche Urlaubstage. Auch die meisten der oben genannten Ansprüche, insbesondere Nachteilsausgleiche wie die unentgeltliche Beförderung entstehen erst bei einem GdB von mindestens 50, zuweilen erst bei einem noch viel höheren GdB. Ab einem GdB von 30 kann bei der Agentur für Arbeit ein Antrag auf Gleichstellung mit schwerbehinderten Menschen gestellt werden, der dann - im Falle eines positiven Bescheids - gleichfalls zu einem besonderen Kündigungsschutz und weiteren Vergünstigungen führt (Näheres hierzu weiter unten).

Der Bescheid enthält in der Regel Hinweise, welche Rechtsfolgen (also Vergünstigungen) mit der behördlichen Feststellung verbunden sind. Bei einem GdB von 50 oder mehr kann auch gleich ein Schwerbehindertenausweis angefordert werden, mit dem man sich dann im Rechtsverkehr bequem als schwerbehinderte Person ausweisen kann, zum Beispiel wenn es um privatrechtliche oder kommunale Vergünstigungen geht, etwa bei einem Theater-, Museums- oder Schwimmbadbesuch, bei denen schwerbehinderte Menschen oft nur einen geringeren Eintrittspreis entrichten müssen. Selbstverständlich besteht kein Zwang zur Anforderung und anschließenden Verwendung des Ausweises, grundsätzlich ist es aber durchaus sinnvoll, ihn dabei zu haben und im Bedarfsfall zu nutzen.

Der Bescheid ist mit einer so genannten Rechtsbehelfsbelehrung versehen. Dort ist angegeben, dass man innerhalb eines Monats bei der dort genannten Widerspruchsbehörde Widerspruch gegen den Bescheid einlegen kann, wenn man die Entscheidung in rechtlicher Hinsicht für falsch hält.

Widerspruch und Klage

Da dem Bescheid allein in der Regel nicht zu entnehmen ist, warum das Versorgungsamt zu dem betreffenden Ergebnis gekommen ist, sollte man Einsicht in die Akten verlangen. Dies kann man gleichzeitig mit der Einlegung des Widerspruchs erledigen:

„Hiermit lege ich vorsorglich zur Wahrung der Frist

Widerspruch
gegen Ihren Bescheid vom ... ,
Aktenzeichen: ..., eingegangen am: ...
ein und bitte zunächst um Akteneinsicht

(oder: Zusendung der maßgeblichen Unterlagen, die der Entscheidung zugrunde lagen, in Kopie.). Die Begründung meines Widerspruchs werde ich dann umgehend nachreichen.

Datum / Unterschrift"

Im Falle einer Zusendung von Kopien muss damit gerechnet werden, dass einem die Anfertigung dieser Kopien in Rechnung gestellt wird.

Das Widerspruchsverfahren kann man alleine durchführen, man kann sich aber auch durch einen Behinderten- oder Sozialverband oder auch durch eine Rechtsanwält:in vertreten lassen. Ergibt die Akteneinsicht, dass die Bewertung im Bescheid unzutreffend ist, etwa weil bestimmte Beeinträchtigungen nicht oder nicht hinreichend berücksichtigt worden sind (etwa auch begleitende Symptome wie Schmerzen oder psychische Beeinträchtigungen), sollte dies in der Widerspruchsbegründung deutlich gemacht werden. Es kann dabei helfen, wenn man zur Untermauerung entsprechende ergänzende Atteste und Stellungnahmen der behandelnden Institutionen beifügt.

Bei der Formulierung des Widerspruchs sollte man zugleich einen Blick in die Tabelle der Versorgungsmedizinischen Grundsätze werfen, um zu sehen, mit welchem GdB die vorliegenden Funktionsbeeinträchtigungen zu bewerten sind. Die Versorgungsmedizinischen Grundsätze finden sich leicht im Internet, geben Sie hierfür einfach den Begriff in Ihrer Suchmaschine ein.

In der Regel vergehen einige Wochen, bis über den Widerspruch entschieden wird; manchmal versendet die Behörde erst einmal eine Zwischenmitteilung. Die Entscheidung über den eingelegten Widerspruch ergeht dann erneut in Form eines Bescheids, dem so genannten Widerspruchsbescheid. Gegen diesen kann dann erneut innerhalb eines Monats ein Rechtsmittel eingelegt werden, dann bei dem in der Rechtsbehelfsbelehrung genannten Sozialgericht.

Das gerichtliche Verfahren zieht sich oft über viele Monate hin. Man kann das Verfahren vor dem Sozialgericht selbst führen, sich aber auch Unterstützung durch einen Rechtsbeistand holen oder auch einen Prozessbevollmächtigten hinzuziehen (etwa ein vertretungsberechtigter Behinderten- oder Sozialverband oder eine Rechtsanwält:in). In dem Klageverfahren werden dann Schriftsätze der streitenden Parteien vorgelegt, manchmal auch zusätzliche Gutachten durch unabhängige medizinische Sachverständige eingeholt. Das zieht das Verfahren meist nochmals deutlich in die Länge und kann auch zusätzliche Kosten verursachen, auch wenn das Verfahren vor Gericht für sich genommen kostenfrei ist. Gerade bei Streitigkeiten über eine GdB-Bewertung von 10 oder 20 sollte man sich aber gut überlegen, ob man tatsächlich die Gerichte bemühen will. Manchmal kann es in solchen Fällen einfacher sein, einen so genannten Überprüfungsantrag zu stellen oder ein paar Monate abzuwarten, ob sich die gesundheitliche Situation verschlechtert, und dann einen Änderungsantrag zu stellen (siehe weiter unten.).

Eine Entscheidung des Sozialgerichts kann in der Regel mit einer Berufung beim zuständigen Landessozialgericht angegriffen werden, wenn der Streitwert über 750 Euro liegt oder es sich um eine Leistung für mehr als ein Jahr handelt. Sozialgericht und Landessozialgericht überprüfen den Sachverhalt im Rahmen des gesetzlichen Amtsermittlungsgrundsatzes und der freien richterlichen Beweiswürdigung, sie schauen sich also neben der Rechtslage auch die medizinische und sonstige zugrunde liegende Sachlage an. Im anschließenden Revisionsverfahren vor dem Bundessozialgericht werden hingegen nur noch reine Rechtsfragen geklärt, weshalb erst einmal eine entsprechende Zulassung der Revision durch das Gericht ausgesprochen werden muss. Man kann die vorausgegangene Entscheidung des Landessozialgerichts auch wegen eines Verfahrensfehlers angreifen. Ein solcher besteht aber in den ganz überwiegenden Fällen nicht, so dass die Erfolgsaussichten hier in der Regel äußerst gering sind.

Überprüfungs- und Änderungsantrag

Wie zuvor beschrieben, kann es sinnvoll sein, anstelle eines Klageverfahrens ein so genanntes Überprüfungsverfahren im Sinn des § 44 SGB X einzuleiten. Das ist grundsätzlich möglich, wenn erkennbar ist, dass die Behörde bei ihrer Entscheidung einen wesentlichen rechtlichen oder sonstigen (z.B. medizinischen) Aspekt übersehen hat und dessen Berücksichtigung zu einem anderen Ergebnis geführt hätte. Eine erneute Prüfung ohne Nennung eines solchen Überprüfungsgrundes ist hingegen nicht statthaft.

In diesem Fall empfiehlt es sich oft, die weitere gesundheitliche Entwicklung erst einmal abzuwarten; wenn eine Verschlimmerung eintritt, kann dann ein entsprechender Änderungsantrag gestellt werden, der wie der Erstantrag mittels eines Vordrucks einzureichen ist und

bei dem die gesundheitlichen Änderungen sowie die Ärzt:innen, die dies medizinisch festgestellt haben, anzugeben sind. Auch wenn ein solcher Änderungsantrag erst mehrere Monate nach der Bescheiderteilung zum ersten Antrag gestellt werden sollte (sofern nicht plötzlich neue Erkrankungen oder deutliche Verschlimmerungen eintreten), ist dieses Verfahren oft weitaus schneller und vielversprechender als ein oft jahrelang andauerndes Klageverfahren. Auch hier kann die Entscheidung der Behörde - die wiederum in Form eines Bescheids erfolgt - mit einem Widerspruch angegangen werden (und ggf. mit einer anschließenden Klage vor dem Sozialgericht).

Antrag auf Gleichstellung

Wie bereits erwähnt, kann man einen Antrag auf Gleichstellung mit einem schwerbehinderten Menschen stellen, wenn der eigene GdB unter 50, aber mindestens 30 beträgt. Da eine Schwerbehinderung erst ab einem GdB von 50 vorliegt, können die damit automatisch verbundenen Vorteile im Arbeitsbereich ansonsten nicht beansprucht werden. Der Gesetzgeber will aber auch Menschen mit Behinderungen schützen, wenn ihnen nur ein niedrigerer GdB (von mindestens 30) zuerkannt worden ist. Diese können bei der Agentur für Arbeit einen solchen Gleichstellungsantrag stellen. Erforderlich ist hierfür, dass die betroffene Person infolge ihrer Behinderung ohne die Gleichstellung einen geeigneten Arbeitsplatz nicht erlangen oder nicht behalten kann.

Als Nachweis des GdB legt die betroffene Person den Feststellungsbescheid des Versorgungsamtes dem Antrag bei der Arbeitsagentur bei. Für den Antrag selbst gibt es auch entsprechende Vordrucke, die auch im Internet heruntergeladen werden können. Bei antragstellenden Berufstätigen befragt die Arbeitsagentur vor ihrer Entscheidung regelmäßig den Arbeitgeber wie auch die Schwerbehindertenvertretung und den Betriebs-/Personalrat, ob der Arbeitsplatz der betreffenden Person tatsächlich aufgrund ihrer Behinderung gefährdet ist. Ist nicht die Behinderung, sondern z.b. die wirtschaftliche Situation Ursache für eine Arbeitsplatzgefährdung, kann die Arbeitsagentur dem Antrag auf Gleichstellung nicht entsprechen. Wer die Gleichstellung beantragen will, sollte deshalb vor der Antragstellung am besten mit der Vertrauensperson der Schwerbehindertenvertretung und dem Betriebsrat über die Erfolgsaussichten des Antrags sprechen.

Ist eine Gleichstellung erfolgt, erhält die gleichgestellte Person aber nicht alle besonderen Rechte, die einer schwerbehinderten Person zustehen, wie etwa Zusatzurlaub. Wichtigster Vorteil für eine gleichgestellte Person ist wohl der besondere Kündigungsschutz, grundsätzlich kann sie aber auch erforderliche Hilfen und Unterstützung am Arbeitsplatz in Anspruch nehmen, etwa durch eine entsprechende Arbeitsplatzausstattung. Die Gleichstellung erfolgt grundsätzlich rückwirkend vom Tag der Antragstellung an. Damit beginnt dann auch der (besondere) Kündigungsschutz. Die Gleichstellung kann zeitlich befristet werden.

Fragerecht des Arbeitgebers

Aufgrund des Benachteiligungsverbots nach dem SGB IX und dem Allgemeinen Gleichbehandlungsgesetz (AGG) sind schwerbehinderte Bewerber:innen auf eine Stelle grundsätzlich dazu berechtigt, auf die Frage des Arbeitgebers im Vorstellungsgespräch, ob eine Schwerbehinderung vorliegt, wahrheitswidrig zu antworten, ohne dass dies im späteren Arbeitsverhältnis zu nachteiligen Konsequenzen führt, etwa in Form einer Anfechtung wegen arglistiger Täuschung. Sehr wohl darf der Arbeitgeber aber eine wahrheitsgemäße Antwort verlangen, ob gesundheitliche Einschränkungen vorliegen, die die konkret auszuübende Beschäftigung beeinträchtigen. Denn wenn jemand eine Stelle antritt, die sie oder er faktisch gar nicht ausüben kann, ist das Arbeitsverhältnis von vornherein sinnentleert.

Auch im laufenden Arbeitsverhältnis muss die Schwerbehinderung gegenüber dem Arbeitgeber grundsätzlich nicht offenbart werden. Allerdings entsteht nach Ablauf von sechs Monaten (wenn der besondere Schutz von Menschen mit Behinderungen beginnt) ein entsprechendes Fragerecht des Arbeitgebers, insbesondere wenn er eine Kündigung vorbereiten will. Denn Voraussetzung für die Kündigung einer schwerbehinderten Person ist die Zustimmung des zuständigen Integrations- bzw. Inklusionsamtes zur Kündigung. Auch muss der Arbeitgeber für eine korrekte Sozialauswahl die persönlichen Situationen der betroffenen Menschen kennen, also auch das Vorliegen einer Schwerbehinderung. Verneint ein schwerbehinderter Mensch die entsprechende Frage des Arbeitgebers oder schweigt hierauf und erfolgt die Kündigung dann ohne die erforderliche Zustimmung des Integrationsamtes, ist eine Berufung auf die Unwirksamkeit der Kündigung wegen der fehlenden Zustimmung oder wegen falscher Sozialauswahl nicht möglich. Weiß der Arbeitgeber hingegen nichts vom Vorliegen der Schwerbehinderung, fragt hiernach aber auch nicht explizit, kann sich die betroffene schwerbehinderte Person nur dann auf die Unwirksamkeit der Kündigung wegen fehlender Zustimmung des Integrationsamtes berufen, wenn sie sich innerhalb von drei Wochen nach Zugang der Kündigung auf ihren Sonderkündigungsschutz beruft.

5. Der VHL-Verein

Der Verein von Hippel-Lindau (VHL) betroffener Familien e.V. wurde im Oktober 1999 gegründet und hat mittlerweile etwa 360 Mitglieder.

Er wendet sich insbesondere an VHL-Betroffene und ihre Familien sowie Ärzt:innen und Wissenschaftler:innen, die mit der VHL-Erkrankung zu tun haben.

Zielsetzung des Vereins ist vor allem die Verbesserung der Lebenssituation von VHL-Betroffenen, was durch vielseitige Projekte und Vernetzungsarbeit erreicht werden soll.

Angebote und Aktivitäten des Vereins
* Homepage mit aktuellen Informationen rund um die VHL- Erkrankung
* regionale Treffen zum Erfahrungs- und Informationsaustausch
* jährlich stattfindende bundesweite Informationsveranstaltung mit medizinischen Vorträgen
* regelmäßige Herausgabe einer Broschüre mit Informationen über aktuelle Entwicklungen in Forschung, Diagnostik und Therapie
* Patientenorientierte Krankheitsbeschreibung untergliedert in die Themen Krankheitsbeschreibung sowie soziale Themen und VHL- Selbsthilfe
* kindgerecht aufbereitete Informationen über die VHL- Erkrankung
* Betrieb einer klinik- und forscherunabhängigen Biomaterialbank
* Unterstützung der VHL-Forschung
* Zusammenarbeit mit anderen Selbst-

hilfeorganisationen im In- und Ausland

Organe des Vereins

Das oberste Organ des Vereins ist die Mitgliederversammlung. Diese wird einmal im Jahr einberufen. Die tägliche Arbeit erledigt der Vorstand. Dieses Gremium besteht aus bis zu sieben Mitgliedern, die ihrer Arbeit ehrenamtlich nachkommen. Unterstützt wird der Vorstand durch einen Wissenschaftlichen Beirat, der ebenfalls aus bis zu sieben Expert:innen verschiedener VHL-relevanter Disziplinen besteht und ebenfalls ehrenamtlich tätig ist.

Mitgliedschaft im Verein

Wollen Sie Mitglied in unserem Verein werden?

Dann laden Sie sich unseren Mitgliedsantrag von unserer Homepage herunter und schicken ihn ausgefüllt an uns zurück oder Sie rufen uns an oder schreiben eine E-Mail und wir senden Ihnen den Antrag zu.

Unsere Kontaktdaten

E-Mail: info@hippel-lindau.de
kostenfreie Telefonnummer:
0800-2281200
Internet: www.hippel-lindau.de
Instagram: @vhl_germany

Über eine Spende von Ihnen würden wir uns sehr freuen.
Für die Vereinsarbeit:
IBAN: DE24 2664 0049 0579 9788 00
BIC: COBADEFFXXX

Für die VHL- Forschung:
IBAN: DE94 2664 0049 0579 9788 01
BIC: COBADEFFXXX

Wir sind eingetragen als gemeinnütziger Verein im Vereinsregister beim Amtsgericht Osnabrück unter der Nr. VR 120590

Literaturverzeichnis

Überblick über die Erkrankung:

1. Lonser RR, Glenn GM, Walther M, Chew EY, Libutti SK, Linehan WM, Oldfield EH. von Hippel-Lindau disease. Lancet. 2003;361:2059-67.
2. Maher ER. Von Hippel-Lindau disease. Curr Mol Med. 2004;4:833-42
3. Neumann HPH. Basic criteria for clinical diagnosis and genetic counselling in Von Hippel-Lindau syndrome. VASA 1987;16:220-226
4. Plate KH, Vortmeyer AO, Zagzag D, Neumann HP. WHO Classification of CNS tumors: Von Hippel-Lindau disease and haemangioblastoma. In: WHO Classification of Tumours of the Central Nervous System, Eds Louis DN, Ohgaki H, Wiestler OD, Cavenee WK IARC Press Lyon 2007
5. Richard S; French VHL Study Group. Von Hippel-Lindau disease: recent advances and therapeutic perspectives. Expert Rev Anticancer Ther. 2003;3:215-33113
6. Maher ER, Neumann HPH, Richard S. von Hippel-Lidau disease: A clinical an scientific review. Eu J Human Genetics, 2011;19:617-623
7. Binderup ML, Bisgaard ML, Harbud V et al.. Von Hippel-Lindau dieases. National clinical guideline for diagnosis and surveillance in Denmark, 3rd Edition, Dan Med J, 2013; 60(12)
8. Gläsker S, Vergauwen E, Koch CA, Kutikov A, Vortmeyer AO. Von Hippel-Lindau Disease: Current Challenges and Future Prospects. Onco Targets Ther. 2020 Jun 16;13:5669-5690.

Retinale Hämangioblastome:

9. Salazar FG, Lamiell JM. Early identification of retinal angiomas in a large kindred von Hippel-Lindau disease. Am J Ophthalmol. 1980 Apr;89(4):540-5
10. Karsdorp N, Elderson A, Wittebol-Post D, Hene RJ, Vos J, Feldberg MA, et al. Von Hippel-Lindau disease: new strategies in early detection and treatment. Am J Med. 1994 Aug; 97(2):158-68
11. Kreusel KM, Bechrakis NE, Krause L, Neumann HP, Foerster MH. Retinal angiomatosis in von Hippel-Lindau disease: a longitudinal ophthalmologic study. Ophthalmology. 2006 Aug;113(8):1418-24.
12. Stattin M, Kralinger M, Haas G, Zehetner C, Bechrakis EN. Photodynamic therapy for retinal capillary hemangioblastoma. Can J Ophthalmol. 2014 Feb;49(1):e32-5
13. Dalbah S, Bechrakis NE, Thomasen H, Flühs D, Rating P, Guberina M et al. Brachytherapy for Peripheral Retinal Capillary Haemangioblastoma in von Hippel-Lindau Disease. Klin Monbl Augenheilkd. 2021 Jul; 238(7):781-787.
14. Webster AR, Maher ER, Moore AT. Clinical characteristics of ocular angiomatosis in

von Hippel-Lindau disease and correlation with germline mutation. Arch Ophthalmol. 1999 Mar;117(3):371-8

15. Junker B, Schmidt D, Agostini HAT. Angiomatosis retinae. Ophthalmologe 2007; 104: 107-113

16. Reich M, Jaegle S, Neumann-Haefelin E, Klingler JH, Evers C, Daniel M, BucherF, Ludwig F, Nuessle S, Kopp J, Boehringer D, Reinhard T, Lagrèze WA, Lange C, Agostini H, Lang SJ. Genotype-phenotype correlation in von Hippel-Lindau disease. Acta Ophthalmol. 2021 Epub ahead of print. PMID: 33720516.

Hämangioblastome des ZNS:

17. Asthagiri, A. R., G. U. Mehta, L. Zach, X. Li, J. A. Butman, K. A. Camphausen and R. R. Lonser (2010). „Prospective evalu- ation of radiosurgery for hemangioblastomas in von Hippel-Lindau disease." Neuro Oncol 12(1): 80-86.

18. Gläsker, S., M. T. Kruger, J. H. Klingler, M. Wlodarski, J. Klompen, B. Schatlo, B. Hippchen, H. P. Neumann and V. Van Velthoven (2013). „Hemangioblastomas and neurogenic polyglobulia." Neurosurgery 72(6): 930-935

19. Gläsker, S., J. Li, J. B. Xia, H. Okamoto, W. Zeng, R. R. Lonser, Z. Zhuang, E. H. Oldfield and A. O. Vortmeyer (2006). „Hemangioblastomas share protein expression with embryonal hemangioblast progenitor cell." Cancer Research 66(8): 4167-4172.

20. Gläsker, S., J. Smith, M. Raffeld, J. Li, E. H. Oldfield and A. O. Vortmeyer (2014). „VHL-deficient vasculogenesis in hemangioblastoma." Exp Mol Pathol 96(2): 162-167.

21. Takeshima, Y., Y. Tanaka, Y. Hironaka, Y. Shida and H. Nakase (2015)."Visualization of vascular structure of spinal hemangioblastoma using intraoperative indo- cyanine green videoangiography and temporary feeder occlusion." Eur Spine J.

22. Vanbinst A.M., Brussaard C., Vergauwen E., Van Velthoven V., Kuijpers R., Michel O., Foulon I., Jansen A.C., Lefevere B., Bohler S., Keymolen K., de Mey J., Michielsen D., Andreescu C.E., Gläsker S. (2019) "A focused 35-minute whole body MRI screening protocol for patients with von Hippel-Lindau disease." Hered Cancer Clin Pract. 2019 Jul 29;17:22.

23. van Velthoven, V., P. C. Reinacher, J. Klisch, H. P. Neumann and S. Gläsker (2003). „Treatment of intramedullary heman- gioblastomas, with special attention to von Hippel-Lindau disease." Neurosurgery. 53(6): 1306-1313.

24. Vortmeyer, A. O., J. R. Gnarra, M. R. Emmert-Buck, D. Katz, W. M. Linehan, E. H. Oldfield and Z. Zhuang (1997). „von Hippel-Lindau gene deletion detected in the stromal cell component of a cerebellar hemangioblastoma associated with von Hippel-Lindau disease." Hum Pathol 28(5): 540- 543.

25. Wanebo, J., R. Lonser, G. Glenn and E. Oldfield (2003). „The natural history of hemangioblastomas of the central nervous system in patients with von Hippel-Lindau disease." J Neurosurg 98(1): 82-94.

Nierenkarzinom und Nierenzysten:

26. Drachenberg DE, Mena OJ, Choyke PL, et al.: Parenchymal sparing surgery for central renal tumors in patients with hereditary renal cancers. J Urol 172:49-53, 2004

27. Grubb RL, III, Choyke PL, Pinto PA, et al.: Management of von Hippel-Lindau-associated kidney cancer. Nat Clin Pract Urol 2:248-255, 2005

28. Georgiades CS, Rodriguez R. Renal Tumor Ablation. Tech Vasc Interventional Rad 16: 230-238, 2013

29. Park BK, Kim CK, Park SY, Shen SH. Percutaneous radiofrequency ablation of renal cell carcinomas in patients with von Hippel Lindau disease: indications, techniques, complications, and outcomes. Acta Radiol. 2013 May;54(4):418-27

30. Jilg CA, Neumann HPH, Gläsker S, et al. Nephron sparing surgery in von Hippel-Lindau associated renal cell carcinoma; clinicopathological long-term follow-up. Familial Cancer 11: 387-394. 2012

31. Bradley S, Dumas N Ludman, M et al. Hereditary renal cell carcinoma associated with von Hippel-Lindau disease: a description of a Nova Scotia cohort. Can Urol Assoc J 1: 32-36. 2009

32. Schuhmacher P, Kim E, Hahn F, Sekula P, Jilg CA, Leiber C, Neumann HP, Schultze-Seemann W, Walz G, Zschiedrich S.Orphanet J Rare Dis. 2019 Oct 28;14(1):235. doi: 10.1186/s13023-019-1206-2.PMID: 31661010 Free PMC article. Growth characteristics and therapeutic decision markers in von Hippel-Lindau disease patients with renal cell carcinoma.

33. RISK OF METASTATIC RENAL CELL CARCINOMA ACCORDING TO TUMOR SIZE R. Houston Thompson, MD, Jennifer Hill, MD, Yuriy Babayev, MD, Angel Cronin, MS, Matt Kaag, MD, Shilajit Kundu, MD, Melanie Bernstein, Jonathan Coleman, MD, Guido Dalbagni, MD, Karim Touijer, MD, and Paul Russo, MD From the Department of Surgery- Urology Service, Memorial Sloan-Kettering Cancer Center, New York, NY 10065

Phäochromozytome:

34. Bausch B et al.: Genetic and clinical investigation of pheochromocytoma: a 22-year experience, from Freiburg, Germany to international effort. Ann N Y Acad Sci 2006;1073:122-37

35. Neumann HPH.: Pheochromocytoma, in: Harrison´s Principles of Internal Medicine 20th edition Eds: Dan L. Longo et al. McGraw Hill, New York, 2018

36. Walz MK, Peitgen K, Neumann HPH et al.: Endoscopic treatment of solitary, bilateral, multiple and recurrent pheochromocytomas and paragangliomas. World J Surg 2002; 26: 1005-1012

37. Walz MK et al.: Laparoscopic and retroperitoneoscopic treatment of pheochromocytomas and retroperitoneal paragangliomas – results of 161 tumors in 126 patients. World J Surg 2006; 30: 899-908

38. Walz MK et al.: Minimally Invasive Surgery (MIS) in Children and Adolescents with Pheochromocytomas and Retroperitoneal Paragangliomas: Experiences in 42 Patients.

World J Surg 2018; 42: 1024-1030

39. Groeben H, Walz MK et al: International multicentre review of perioperative management and outcome for catecholamine-producing tumours. Br J Surg 2020; 107:e170-78

Veränderungen der Bauchspeicheldrüse:

40. Hammel PR, Vilgrain V, Terris B, Penfornis A, Sauvanet A, Correas JM, Chauveau D, Balian A, Beigelman C, O'Toole D, Bernades P, Ruszniewski P, Richard S. Pancreatic involvement in von Hippel-Lindau disease. The Groupe Francophone d'Etude de la Maladie de von Hippel-Lindau. Gastroenterology. 2000 Oct;119(4):1087-95. doi: 10.1053/gast.2000.18143.

41. Laks S, van Leeuwaarde R, Patel D, Keutgen XM, Hammel P, Nilubol N, Links TP, Halfdanarson TR, Daniels AB, Tirosh A Management recommendations for pancreatic manifestations of von Hippel-Lindau disease. Pancreatic Manifestations Recommendations Development Subcommittee of the VHL Alliance.Cancer. 2021 Nov 4. doi: 10.1002/cncr.33978. Online ahead of print.PMID: 34735022

42. Krauss T, Ferrara AM, Links TP, Wellner U, Bancos I, Kvachenyuk A, Villar Gómez de Las Heras K, Yukina MY, Petrov R, Bullivant G, von Duecker L, Jadhav S, Ploeckinger U, Welin S, Schalin-Jäntti C, Gimm O, Pfeifer M, Ngeow J, Hasse-Lazar K, Sansó G, Qi X, Ugurlu MU, Diaz RE, Wohllk N, Peczkowska M, Aberle J, Lourenço DM Jr, Pereira MAA, Fragoso MCBV, Hoff AO, Almeida MQ, Violante AHD, Quidute ARP, Zhang Z, Recasens M, Díaz LR, Kunavisarut T, Wannachalee T, Sirinvaravong S, Jonasch E, Grozinsky-Glasberg S, Fraenkel M, Beltsevich D, Egorov VI, Bausch D, Schott M, Tiling N, Pennelli G, Zschiedrich S, Därr R, Ruf J, Denecke T, Link KH, Zovato S, von Dobschuetz E, Yaremchuk S, Amthauer H, Makay Ö, Patocs A, Walz MK, Huber TB, Seufert J, Hellman P, Kim RH, Kuchinskaya E, Schiavi F, Malinoc A, Reisch N, Jarzab B, Barontini M, Januszewicz A, Shah N, Young WF Jr, Opocher G, Eng C, Neumann HPH, Bausch B. Preventive medicine of von Hippel-Lindau disease-associated pancreatic neuroendocrine tumors. Endocr Relat Cancer. 2018 Sep;25(9):783-793. doi: 10.1530/ERC-18-0100. Epub 2018 May 10.PMID: 29748190

43. Sharma A, Mukewar S, Vege SS. Clinical Profile of Pancreatic Cystic Lesions in von Hippel-Lindau Disease: A Series of 48 Patients Seen at a Tertiary Institution. Pancreas. 2017 Aug;46(7):948-952. doi: 10.1097/MPA.0000000000000875.PMID: 28697137

44. Beyer G, Goni E, Köpke M, G D'Haese J, Werner J, Schirra J, Mayerle J. Management Algorithm for Cystic Pancreatic Lesions. Visc Med. 2018 Jul;34(3):197-201. doi: 10.1159/000489233. Epub 2018 Jun 13.PMID: 30140685

45. Yang M, Ke NW, Zhang Y, Tan CL, Tian BL, Liu XB, Huang W, Nunes Q, Sutton R. Functional and non-functional pancreatic neuroendocrine tumours: ENETS or AJCC TNM staging system? Oncotarget. 2017 Aug 7;8(47):82784-82795. doi: 10.18632/oncotarget.20007. eCollection 2017 Oct 10

46. [Practice guideline neuroendocrine tumors - AWMF-Reg. 021-27]. Deutsche Gesellschaft für Gastroenterologie, Verdauungs- und Stoffwechselkrankheiten (DGVS); Netzwerk Neuroendokrine Tumoren (NeT) e.V. (Patientenvertretung); Bundesorga-

nisation Selbsthilfe NeuroEndokrine Tumoren e.V. (NET-sgh) (Patientenvertretung); Deutsche Gesellschaft für Hämatologie und Medizinische Onkologie e.V. (DGHO), und Arbeitsgemeinschaft Internistische Onkologie (AIO) der Deutschen Krebsgesellschaft e.V; Deutsche Gesellschaft für Allgemein- und Viszeralchirurgie e.V. (DGAV); Deutsche Gesellschaft für Chirurgie (DGCH); Deutsche Gesellschaft für Endoskopie und Bildgebende Verfahren (DGEBV); Deutsche Gesellschaft für Nuklearmedizin e.V. (DGNM); Deutsche Gesellschaft für Innere Medizin (DGIM); Deutsche Gesellschaft für Endokrinologie (DGE); Deutsche Gesellschaft für Palliativmedizin e.V. (DGP); Deutsche Röntgengesellschaft e.V. (DRG); Deutsche Gesellschaft für Pathologie e.V./Bundesverband Deutscher Pathologen (DGP/BDP); Deutsche Gesellschaft für interventionelle Radiologie (DGiR); Authors; Collaborators:.Z Gastroenterol. 2018 Jun;56(6):583-681. doi: 10.1055/a-0604-2924. Epub 2018 Jun 11.

47. European evidence-based guidelines on pancreatic cystic neoplasms. European Study Group on Cystic Tumours of the Pancreas.Gut. 2018 May;67(5):789-804. doi: 10.1136/gutjnl-2018-316027. Epub 2018 Mar 24.PMID: 29574408

48. Jonasch E, Donskov F, Iliopoulos O, Rathmell WK, Narayan VK, Maughan BL, Oudard S, Else T, Maranchie JK, Welsh SJ, Thamake S, Park EK, Perini RF, Linehan WM, Srinivasan R; MK-6482-004 Investigators. Belzutifan for Renal Cell Carcinoma in von Hippel-Lindau Disease. N Engl J Med. 2021 Nov 25;385(22):2036-2046. doi: 10.1056/NEJMoa2103425.

Innenohrtumoren:

49. Latif F, Tory K, Gnarra J, Yao M et al. Identification of the von Hippel-Lindau disease tumor suppressor gene. Science 260: 1317-1320, 1993

50. Brauch H, Kishida T, Glavac D, Chen F, Pausch F, Hofler H, Latif F, Lerman MI, Zbar B, Neumann HP. Von Hippel-Lindau (VHL) disease with pheochromocytoma in the Black Forest region of Germany: evidence for a founder effect. Hum Genet 95: 551-556, 1995

51. Neumann HPH, Cybulla M, Gläsker S, Coulin C, van Velthoven V, Berlis A, Hader C, Schaefer O, Treier M, Brink I, Schultze-Seemann W, Leiber C, Rückauer K, Junker B, Agostini HT, Hetzel A, Boedeker CC. Von-Hippel-Lindau-Erkrankung: Interdisziplinäre Patientenversorgung. Der Ophthalmologe 104: 119-126, 2007

52. Gläsker S, Lonser RR, Tran MG, Ikejiri B, Butman JA, Zeng W, Maxwell PH, Zhuang Z, Oldfield EH, Vortmeyer AO.Cancer Res. Effects of VHL deficiency on endolymphatic duct and sac. 2005 Dec 1;65(23):10847-53.

53. Butman JA1, Kim HJ, Baggenstos M, Ammerman JM, Dambrosia J, Patsalides A, Patronas NJ, Oldfield EH, Lonser RR. JAMA.Mechanisms of morbid hearing loss associated with tumors of the endolymphatic sac in von Hippel-Lindau disease. 2007 Jul 4;298(1):41-8.

54. Wick CC, Eivaz NA, Yeager LH, Hunter JB, Isaacson B, Kutz JW Jr. Otol Neurotol. Case Series and Systematic Review of Radiation Outcomes for Endolymphatic Sac Tumors. 2018 Jun;39(5):550-557

Zystadenome der Nebenhoden und der breiten Mutterbänder:

55. Choyke, P. L., G. M. Glenn, J. P. Wagner, I. A. Lubensky, K. Thakore, B. Zbar, W. M. Linehan and M. M. Walther (1997). Epididymal cystadenomas in von Hippel-Lindau disease.Urology 49(6): 926-31.
56. Gläsker, S., M. G. Tran, S. B. Shively, B. Ikejiri, R. R. Lonser, P. H. Maxwell, Z. Zhuang, E. H. Oldfield and A. O. Vortmeyer (2006). Epididymal cystadenomas and epithelial tumorlets: Effects of VHL deficiency on human epididymis. J Pathol 210(1): 32-41.
57. Lonser RR, Glenn GM, Walther M, Chew EY, Libutti SK, Linehan WM, Oldfield EH.Lancet. 2003 Jun 14;361(9374):2059-67. doi: 10.1016/S0140-6736(03)13643-4. PMID: 12814730 Review. von Hippel-Lindau disease.

Verzeichnis der Autor:innen

Prof. Dr. Hansjürgen Agostini
Universitätsklinikum Freiburg
Augenklinik
Kilianstraße 5
79106 Freiburg

Prof. Dr. Nikolaos E. Bechrakis
Universitätsklinikum Essen
Augenklinik
Hufelandstraße 55
45147 Essen

Prof. Dr. Hiltrud Brauch
Dr. Margarete Fischer-Bosch Institut für
Klinische Pharmakologie
Auerbachstraße 112
70376 Stuttgart

Prof. Dr. Jochen Decker
SYNLAB MVZ Humangenetik Freiburg
GmbH
Heinrich-von-Stephan-Str. 5
79100 Freiburg

Prof. Dr. Sven Gläsker
Praxis für Neurochirurgie Dr. Bani und
Kollegen
Virchowstr. 10
78224 Singen
(Hohentwiel)

Prof. Dr. Viktor Grünwald
Universitätsklinikum Essen - Westdeut-
sches Tumorzentrum Essen
Innere Klinik (Tumorforschung) und
Klinik für Urologie
Hufelandstraße 55
45147 Essen

Prof. Dr. Dieter Hörsch
Zentralklinik Bad Berka
Klinik für Innere Medizin, Gastroentero-
logie und Endokrinologie
Robert-Koch-Allee 9
99437 Bad Berka

PD Dr. Markus Holling
Universitätsklinikum Münster
Klinik für Neurochirurgie
Albert-Schweitzer-Campus A1
48149 Münster

Prof. Dr. Cordula A. Jilg
Universitätsklinikum Freiburg
Klinik für Urologie
Hugstetter Straße 55
79106 Freiburg

PD Dr. Daniel Kämmerer
Zentralklinik Bad Berka
Klinik für Allgemeine Chirurgie und
Viszeralchirurgie
Robert-Koch-Allee 9
99437 Bad Berka

Prof. Dr. Bernd Krause
Universitätsmedizin Rostock
Klinik und Poliklinik für Nuklearmedizin
Gertrudenplatz 1
18057 Rostock

Prof. Dr. Georg Lamprecht
Universitätsmedizin Rostock
Abt. Gastroenterologie und
Endokrinologie
Ernst-Heydemann-Str. 6
18057 Rostock

Prof. Dr. Andreas H. Mahnken
Universitätsklinikum Marburg
Klinik für Diagnostische und Interventio-
nelle Radiologie
Baldingerstrasse
35043 Marburg

Prof. Dr. Elke Neumann-Haefelin
Universitätsklinik Freiburg
Innere Medizin IV, Abteilung für
Nephrologie
Hugstetter Str. 55
79106 Freiburg

Dr. Alexander Puzik
Universitätsklinik Freiburg
Zentrum für Kinder- und Jugendmedizin,
Klinik für Pädiatrische Hämatologie und
Onkologie
Mathildenstraße 1
79106 Freiburg

PD Dr. Dipl.-Psych. Andrea Schumacher
Universitätsklinikum Münster
Medizinische Klinik A
Albert-Schweitzer-Campus A1
48129 Münster

Prof. Dr. Walter Stummer
Universitätsklinikum Münster
Klinik für Neurochirurgie
Albert-Schweitzer-Campus A1
48149 Münster

Prof. Dr. Martin K. Walz
Kliniken Essen-Mitte
Klinik für Chirurgie und Zentrum für
Minimal Invasive Chirurgie
Henricistr. 92
45136 Essen

**Unser besonderer Dank gilt auch den
Autor:innen der Vorauflagen**

• Prof. Dr. Bausch (Phäochromozytom)
• Prof. Dr. Bödeker (Innenohr)
• PD Dr. Fottner (Bauchspeicheldrüse)
• PD Dr. Kreusel (Augen)
• Prof. Dr. Link (Bauchspeicheldrüse)
• Dr. Leiber(Nebenhoden und Breite
  Mutterbänder)
• Dr. Löffler (Innenohr)
• Prof. Dr. Dr. h.c. mult. Neumann
  (Überblick, Phäochromozytome,
  Kontrolluntersuchungen)
• PD Dr. Roos (Nieren)
• Prof. Dr. Thüroff (Nieren)
• Dr. van Buiren (Kinder und Jugendliche)
• Dr. Zschiedrich (Überblick, Kontroll-
  untersuchungen, Kinder und Jugendli-
  che)